高度近视眼底病：你问我答

徐格致 主审
常 青 名誉顾问

倪颖勤
雷博雅
庄 宏 主编

中国出版集团有限公司
世界图书出版公司
广州·上海·西安·北京

图书在版编目（CIP）数据

高度近视眼底病：你问我答/倪颖勤，雷博雅，庄宏主编. —广州：世界图书出版广东有限公司，2024.8. —ISBN 978-7-5232-0082-7

Ⅰ.R773.4-44

中国国家版本馆CIP数据核字第2024RU0772号

书　　名	高度近视眼底病：你问我答
	GAODU JINSHI YANDIBING: NIWEN WODA
主　　编	倪颖勤　雷博雅　庄　宏
责任编辑	曹桔方
装帧设计	书窗设计
责任技编	刘上锦
出版发行	世界图书出版有限公司　世界图书出版广东有限公司
地　　址	广州市新港西路大江冲25号
邮　　编	510300
电　　话	020-84460408
网　　址	http://www.gdst.com.cn
邮　　箱	wpc_gdst@163.com
经　　销	各地新华书店
印　　刷	广州市迪桦彩印有限公司
开　　本	710mm×1000mm　1/16
印　　张	9.25
字　　数	130千字
版　　次	2024年8月第1版　2024年8月第1次印刷
国际书号	ISBN 978-7-5232-0082-7
定　　价	48.00元

版权所有　翻印必究
咨询、投稿：020-84460408　gdstcjf@126.com

本书获得以下项目支持：

1. 复旦大学附属眼耳鼻喉科医院"十四五高质量发展"项目——高度近视眼底病综合诊治中心专项经费。
2. 复旦大学附属眼耳鼻喉科医院"十四五高质量发展"项目——疑难眼底病中心专项经费。
3. 2024年度闵行区科普项目（24-C-15）："守护五官健康"——基于循证护理的五官科全病程管理护理科普作品的研制与推广。

编委会

主　　审：徐格致

名誉顾问：常　青

主　　编：倪颖勤　雷博雅　庄　宏

副 主 编：徐思思　孔康杰　顾骏祥　茅　峰　邹　宸
　　　　　陈　涵

编　　委：（以下排名不分先后）
　　　　　倪颖勤　雷博雅　庄　宏　徐思思　孔康杰
　　　　　顾骏祥　茅　峰　邹　宸　陈　涵　吴旭茵
　　　　　王英超　周　瑶　宣　懿　蒋婷婷　王　鑫
　　　　　张　萌　樊嘉雯　黄　洁　顾瑞平　高凤娟
　　　　　宗　媛　唐文怡　陈文文　竺　珂

特别鸣谢：复旦大学附属眼耳鼻喉科医院玻璃体视网膜
　　　　　疾病学科全体成员（以下排名不分先后）
　　　　　姜春晖　江　睿　黄　欣　王　敏　陈　玲
　　　　　刘　卫　干德康　叶晓峰　王克岩　黎　蕾
　　　　　罗晓刚　张艳琼　王　玲　秦要武　邬海翔
　　　　　周　旻　张　婷　孙中萃　舒秦蒙　亓雨禾
　　　　　许　欢　刘　洋　肖俊彦　张　娟　庄晓楠

序

  高度近视不仅仅是屈光问题，不只是戴眼镜就能解决的小事，高度近视患者存在的眼底问题会带来潜在的视力危害，给家庭和社会带来沉重的负担。在眼底病门诊日常诊疗工作中，我们常常接触到形形色色的高度近视眼底病患者，他们或因不重视病情而延误治疗，或因过度焦虑而惴惴不安。这让我们意识到，帮助患者去认识高度近视眼底病迫在眉睫，这也是编写本书的初衷。

  本书收集了高度近视患者最为关心的诸多问题，采用一问一答的方式为患者答疑解惑。通俗的语言结合精美图片，并配合部分视频讲解，希望能让读者全面客观地了解高度近视眼底病的防治知识，从而更好地与医生相互配合、战胜疾病。当高度近视患者内心产生焦虑或是在诊疗过程中产生疑惑时，阅读此书可以快速找到相关问题的对应答案，避免求医路上走弯路。大部分高度近视眼底病可防可治，我们应该以积极乐观的心态面对它。正确认识高度近视眼底病，做到定期随访、积极治疗，很多高度近视带来的眼底损害都可以得到控制，高度近视患者也可以拥有精彩的人生！

  本书由复旦大学附属眼耳鼻喉科医院玻璃体视网膜疾病学科医

护团队领衔编写，在编写出版过程中得到了复旦大学附属眼耳鼻喉科医院"十四五高质量发展"项目的资助，得到了徐格致教授、常青教授等专家的指导和审定，在此一并感谢！

  由于篇幅和水平所限，若有错误及不妥之处，望广大读者提出宝贵意见。

倪颖勤　雷博雅　庄　宏

2024年5月于上海

目 录

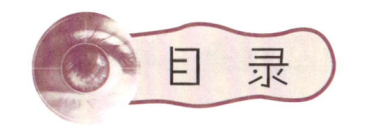

PART 1　高度近视眼底病基本知识　/　001

问题 1　高度近视一定会得眼底病吗？⋯⋯⋯⋯⋯⋯⋯⋯⋯⋯⋯⋯002

问题 2　体检报告上写的"豹纹状眼底"是啥意思？⋯⋯⋯⋯⋯005

问题 3　什么是眼轴？眼轴和高度近视眼底病有什么关系？⋯007

问题 4　什么是后巩膜葡萄肿？它是肿瘤吗？⋯⋯⋯⋯⋯⋯⋯⋯009

问题 5　高度近视能做近视屈光手术吗？⋯⋯⋯⋯⋯⋯⋯⋯⋯⋯013

问题 6　高度近视会遗传吗？⋯⋯⋯⋯⋯⋯⋯⋯⋯⋯⋯⋯⋯⋯⋯015

问题 7　眼前出现飞蚊和闪光是咋回事？⋯⋯⋯⋯⋯⋯⋯⋯⋯⋯017

问题 8　视网膜为什么会变性？⋯⋯⋯⋯⋯⋯⋯⋯⋯⋯⋯⋯⋯⋯020

问题 9　视网膜为什么会有裂孔？⋯⋯⋯⋯⋯⋯⋯⋯⋯⋯⋯⋯⋯022

问题 10　视网膜为什么会脱离？⋯⋯⋯⋯⋯⋯⋯⋯⋯⋯⋯⋯⋯⋯025

问题 11　人为什么会长黄斑？⋯⋯⋯⋯⋯⋯⋯⋯⋯⋯⋯⋯⋯⋯⋯028

问题 12　看东西为什么变得弯弯曲曲？⋯⋯⋯⋯⋯⋯⋯⋯⋯⋯⋯032

问题 13　黄斑为什么会出血？⋯⋯⋯⋯⋯⋯⋯⋯⋯⋯⋯⋯⋯⋯⋯035

问题 14　黄斑为什么会裂开？⋯⋯⋯⋯⋯⋯⋯⋯⋯⋯⋯⋯⋯⋯⋯040

问题 15　黄斑为什么会萎缩？⋯⋯⋯⋯⋯⋯⋯⋯⋯⋯⋯⋯⋯⋯⋯042

PART 2　高度近视眼底病检查相关问题　/　049

问题 1　眼底检查为什么要扩大瞳孔？是必须的吗？需要注意什么？ 050

问题 2　什么是眼底照相？普通眼底照相和超广角眼底照相有什么区别？ 054

问题 3　什么是OCT？就是眼睛做CT吗？ 058

问题 4　为什么OCT报告有的是彩色，有的是黑白？ 061

问题 5　病人如何简单理解OCT检查报告？ 063

问题 6　为什么治疗前后都要做OCT？ 068

问题 7　什么是OCT血管成像？ 070

问题 8　什么是眼底荧光血管造影检查？有过敏体质的能做吗？ 073

问题 9　眼底出血一定要做眼底荧光血管造影吗？ 076

问题 10　什么是眼球压力？ 079

问题 11　高度近视为什么要测眼球压力？ 082

问题 12　出现眼前黑影飘动，为什么要做眼球B超检查？ 084

问题 13　眼球B超发现"可疑视网膜裂孔"，该怎么办？ 087

问题 14　眼球B超发现"玻璃体后脱离"就是"视网膜脱离"了吗？该怎么办？ 088

目 录

PART 3　高度近视眼底病治疗相关问题　/　093

问题 1　发现视网膜裂孔，可以不做眼底激光治疗吗？……094

问题 2　发现视网膜变性区，必须做眼底激光治疗吗？……096

问题 3　出现视网膜脱离，可以不做手术，先做激光治疗吗？……098

问题 4　眼底激光治疗会有什么感受？会有副反应吗？……100

问题 5　为什么做了眼底激光治疗，眼前还是有黑影飘动？……102

问题 6　高度近视出现黄斑出血，一定需要眼内打针吗？……103

问题 7　眼内打针打的是什么药？……105

问题 8　眼内打针会疼吗？有什么注意事项？……106

问题 9　眼内打针后出现眼白发红，该怎么办？……108

问题 10　视网膜脱离复位手术方式，"外路"和"内路"有何区别？……110

问题 11　视网膜脱离复位手术成功率高吗？会有哪些风险？……112

问题 12　视网膜脱离复位手术后，眼睛还能看得清楚吗？……113

问题 13　视网膜脱离复位手术后，为什么要趴着睡？……114

问题 14　眼睛里打气后，为什么看不见了？有什么注意事项？……116

问题 15　眼内打硅油后，什么时候可以把硅油取出？……118

问题 16　视网膜脱离复位手术后有哪些日常注意事项？……120

PART 4　　**高度近视眼底病日常生活相关问题　/　125**

问题 1　得了高度近视还能健身"撸铁"吗？·············· 126
问题 2　吃什么好？································· 130
问题 3　高度近视孕妇可以顺产吗？···················· 132
问题 4　可以献血吗？······························· 134
问题 5　需要经常上医院检查吗？······················ 136

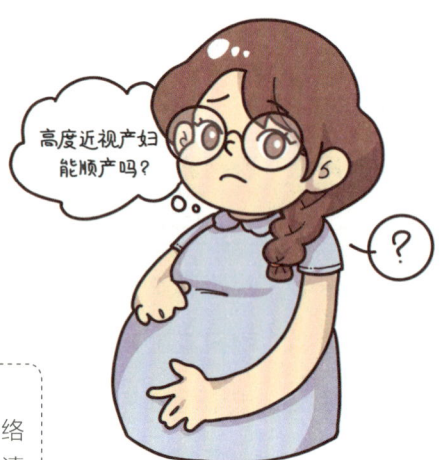

声　明

本书在编写过程中使用了少数来源于网络中的图片，但未能与著作权人取得联系，敬请谅解！请著作权人及时与我们联系，以便我们寄送样书并支付稿酬。

联系电话：020-84460408
地　址：广州市海珠区新港西路大江冲25号

PART 1

高度近视眼底病基本知识

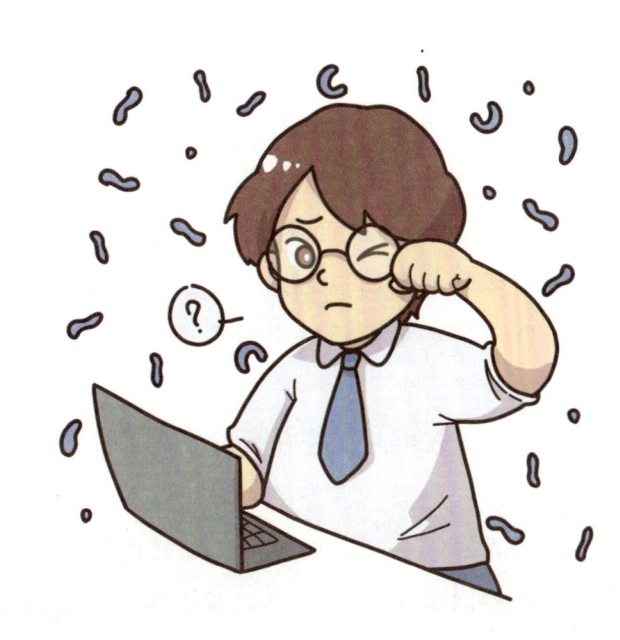

问题 1 高度近视一定会得眼底病吗？

刘阿姨是一名高度近视患者，双眼近视800度左右，在听说身边的几位高度近视的朋友因为眼底病而住院手术之后，整天忧心忡忡，担心自己也会患上眼底病。女儿小刘看到刘阿姨这么担忧，便陪同刘阿姨到高度近视眼底病门诊就诊。

我们先来了解一下什么是高度近视。目前关于近视有不同定义和分类方法，根据近视度数来分类，可以分为轻度近视、中度近视和高度近视。近视度数在50到300之间为轻度近视，近视度数在300到600之间为中度近视，而当近视度数超过600则属于高度近视；此外，若眼轴长度超过26.5mm也属于高度近视（详见本部分问题3）。高度近视更多是根据眼睛屈光参数范围划分出来的，不代表是否患有眼底病。

那么眼底又是什么呢？我们先了解眼球壁，眼球前部的角膜为单层纤维膜，后部的眼球壁从外至内可以分为三层——纤维膜层、葡萄膜层、视网膜层（图1-1-1）。其中葡萄膜层由血管组成，负责供应氧气、营养物质，而最里面的视网膜层则是由许多神经细胞组成，我们能够"看见"都是它们的功劳。我们可以把眼球想象成一个有窗户的房间，那么视网膜就像是房间里墙

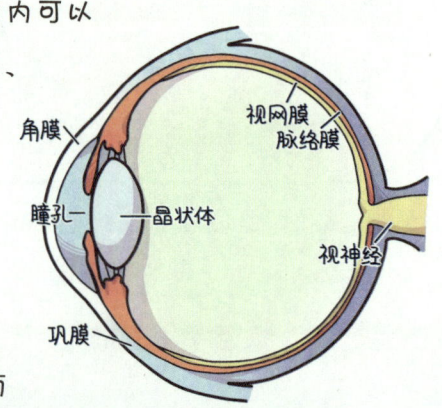

图 1-1-1 眼球的解剖

上的墙纸，而我们说的眼底就是从窗户里看进去的墙纸以及墙。临床上最常用的检查眼底的方法就是拍一张眼底照（图1-1-2）。从眼底照上可以看到视网膜上分布的血管、圆形的视盘——视神经传出眼球的地方以及黄斑。

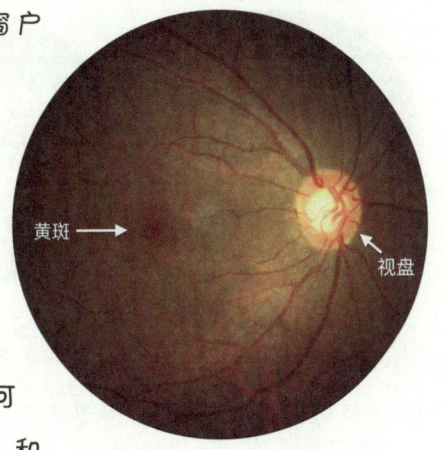

图1-1-2　眼底照

根据眼底的状态来分类，近视可以分为非病理性近视（单纯性近视）和病理性近视，若合并后巩膜葡萄肿（详见本部分问题4）或视网膜萎缩，则属于病理性近视。单纯性近视和病理性近视伴随的眼底的状态是不同的，顾名思义，病理性近视代表着眼底状态较差，出现病理性的结构改变，有更大概率并发高度近视眼底病（图1-1-3），应当给予重视。高度近视眼底病主要包括：

1）视网膜周边变性，视网膜周边裂孔以及孔源性视网膜脱离；

2）近视性牵引性病变包括黄斑劈裂，黄斑裂孔以及黄斑裂孔性视网膜脱离；

3）近视性脉络膜新生血管，俗称眼底出血；

4）黄斑萎缩。

以上内容将在后面章节内详细阐述。

那么，大家肯定很想知道得了高度近视有多大的概率会发生眼底病变？其实，这个问题并没有标准答案。近年来，关于高度近视眼底病流行病学的研究很多，对于高度近视眼底病的发病率，各家报道不一。从最近的一项大样本量、可信度较高的调查数据来看，在高度近视人群中有22.9%的比例会发生眼底病变，相关的风险因素是年龄、性别（女性）和更长的眼轴。总而言之，高度近视不一定会得眼底病，

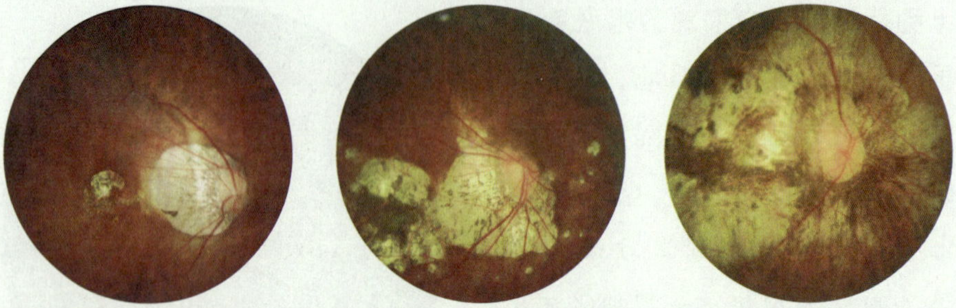

图 1-1-3　高度近视眼底病变眼底照相

但是患眼底病的概率会随着年龄的增加（通常在50岁以后）、近视度数的加深以及眼轴的增长而增加。因此，我们建议高度近视患者每年至少进行一次眼底检查，这样做可以更好地发现早期的眼底病变，及时干预和治疗，保存更佳的视力。

我们为刘阿姨散瞳后仔细检查了眼底并做了相应的检查后，并未发现刘阿姨的眼底有明显的病变，除视网膜厚度有点变薄之外整体而言还是较为健康的眼底，我们告诉她目前无需特别的治疗和干预，一年后再随诊观察即可。

问题 2　体检报告上写的"豹纹状眼底"是啥意思？

退休职工张阿姨拿着两份体检报告进入诊室，紧张地问："医生，我和我老伴的体检报告中都写着'豹纹状眼底'，这个到底是啥意思？要不要紧？我之前有听说过高度近视可能会得眼底病，我是高度近视，但是我老伴没有近视，怎么也有豹纹状眼底呢？"

首先，我们来看一张正常的眼底照片。从图1-2-1中我们可以看到正常的眼底呈现一片均匀的橘黄色，其中可以看见视盘、黄斑以及血管。而张阿姨的眼底照（图1-2-2）乍一看与正常的眼底照非常不同，本来应该是均质橘黄色的地方变成了一块一块不均匀的橘黄色与黑色夹杂的形态，这种花纹恰巧与豹子的毛色非常相似，因此，我们就称它为"豹纹状眼底"。它是高度近视的一种特征性的眼底改变。

豹纹状眼底又是怎么产生的呢？眼球壁由内至外可分为视网膜神经上皮层、色素上皮层、脉络膜层、巩膜层。脉络膜层由大、中、小血管组成，负责给视网膜提供氧气、营养物质。色素上皮层顾名思义含有色素，平时下面的脉络膜层被它遮盖，从眼底照上我们是看不见的。在近视的发展过程中，由于眼轴不断变长，眼球壁不断被拉薄，色素上皮

图1-2-1　正常眼底照

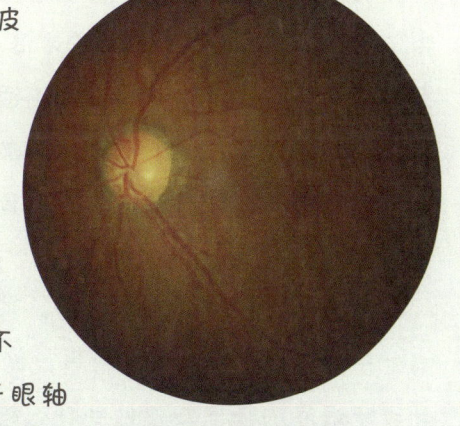

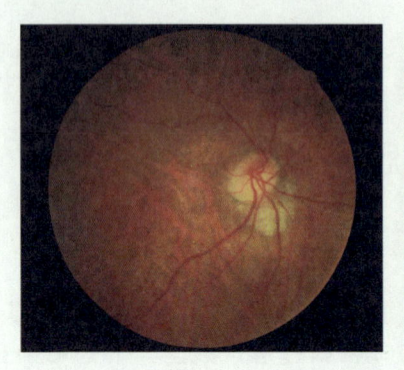

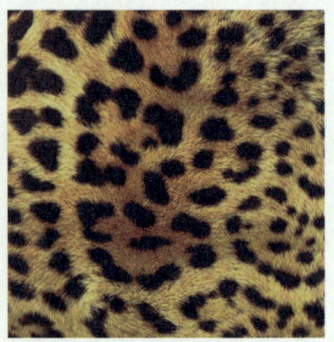

图 1-2-2 左：豹纹状眼底照；右：豹纹

层和脉络膜小血管层变薄，其下方的脉络膜大血管便显露出来。显露出来的脉络膜血管将色素上皮层分割成不规则的形态，就形成了豹纹状眼底。

　　轻度的豹纹状眼底在正常的老年人眼底之中也能观察到，所以张阿姨的老伴即使没有近视，也有可能检查出豹纹状眼底。豹纹状眼底的发生率以及轻重与年龄的增加、眼轴的增长、近视度数的加深相关。在40岁以上的高度近视患者中，豹纹状眼底的检出率可达到90%以上。根据目前国际通用的高度近视黄斑病变分级（META-PM分级），单纯的豹纹状眼底属于1级眼底病变，是最轻程度的近视相关眼底病变（分0~4级，0级为正常的眼底，4级为最严重病变），它既不引起视力的下降，也不引起主观的不适，因此，单纯的豹纹状眼底无须用药及手术处理。但如果近视度数加深、眼轴继续增长，豹纹状眼底可以继续进展，从而逐渐形成视网膜萎缩，甚至是黄斑萎缩（详见本部分问题13），对视力造成损害。

　　在接受完我们的诊疗之后，张阿姨紧张的心情也平复了，我们嘱咐她一定要定期接受眼底检查，以便在早期发现眼底病变并进行干预。豹纹状眼底的随访需要做些什么检查呢？其实通常只需要一张眼底照就可以，眼底照相检查只需几分钟，无须散瞳，十分便捷。

问题 3 什么是眼轴？眼轴和高度近视眼底病有什么关系？

小林双眼近视450度左右，一天，他走进诊室非常困惑地问："我上次在家附近的医院检查眼睛，当时医生说我的眼轴长度有27毫米，属于高度近视，但是我看网上说近视度数要达到600以上才算高度近视，这到底是怎么回事呢？"

眼轴是指眼球最前方到眼球最后方的距离，通俗地讲就是眼球的长度。眼轴可以在一定程度上代表整个眼球的大小。正常人的眼轴会随着眼球的发育而不断增大，到成年时趋于稳定，约为24毫米。讲到这里小林觉得非常困惑，他的眼轴仅仅比正常值长了3毫米，这么一点差异竟会导致高度近视？可别看这小小的3毫米，理论上来说，眼轴每增长1毫米，近视度数就会加深300。

目前对于高度近视的定义是近视度数达到600或眼轴长度达到26.5mm，两个条件满足其中之一就属于高度近视。眼轴长度会随着近视度数的加深而增长，但并不完全同步，一部分人的近视度数不深但眼轴较长，就比如小林。而作为眼底病的医生，我们更加关注眼轴这个指标。因为对高度近视患者来说，眼轴较长或眼轴增长过快会使眼球壁变得更薄弱，就像把一个气球吹大一样，气球

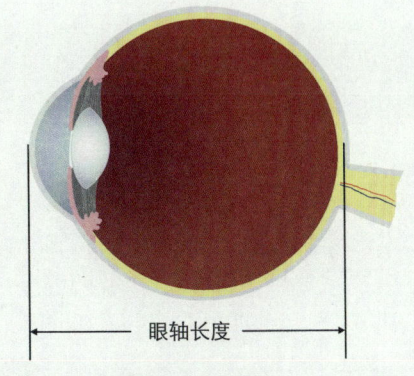

图 1-3-1 眼轴

本身变得更薄，也更容易破裂。眼轴增长不仅会增加高度近视眼底病的发生率，而且会加剧目前已有的高度近视眼底病的进展，包括视网膜劈裂、视网膜变性及裂孔、视网膜脱离、黄斑萎缩等，从而威胁视功能。因此，对高度近视患者来说，眼轴的监测是很有必要的。通常来说，若眼轴每年的增长值超过0.1mm则属于增长较快，应当引起重视。

有没有有效的方法可以控制眼轴的增长呢？对青少年儿童来说，增加户外活动，使用低浓度阿托品滴眼液以及佩戴OK镜（角膜塑形镜）可以有效延缓近视的进展和眼轴的增长；而对成年人来说，目前没有较为有效的控制手段，也缺乏确切有效的手术技术来缩短眼轴。因此，在日常的工作和生活中应注意适度用眼，避免长时间近距离使用电子产品，以延缓近视加深。

PART 1　高度近视眼底病基本知识

问题 4　什么是后巩膜葡萄肿？它是肿瘤吗？

张阿姨是一名高度近视患者，双眼近视700度左右。一天，她拿着B超检查单走进诊室，指着上面几个字——"双眼后巩膜葡萄肿"急切地问我们："医生，我的眼睛里长肿瘤了吗？是不是眼睛要瞎了？要手术切除吗？"图1-4-1A是一张正常眼球的B超图，可以看到眼球呈一个较规则的圆形。然后让我们一起来看一下张阿姨的B超图（图1-4-1B），从B超的图上可以看到她的眼球已经不太像一个圆形，后方有一块突兀的后突区域（箭头处），而这就是传说中的"后巩膜葡萄肿"。

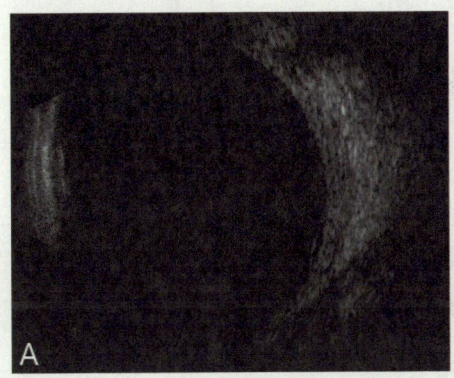

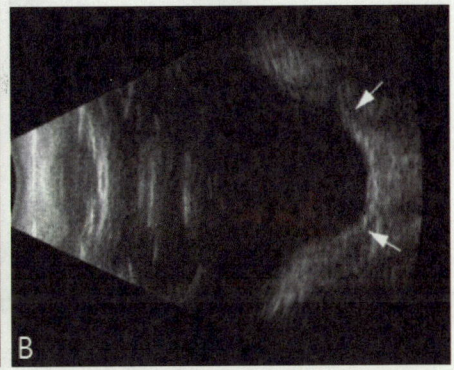

图 1-4-1　正常眼球和有后巩膜葡萄肿的眼球B超

后巩膜葡萄肿听上去会让人联想到肿瘤，但是其与我们通常所说的肿瘤完全不是一回事，它主要见于高度近视眼，偶尔也可以发生在非高度近视患者身上。高度近视的人眼睛往往会比正常人更长一些。

在眼睛变长的过程中眼球壁局部变薄，就像是一块布料被拉长了以后就变得薄如蝉翼，局部变薄的眼球壁因为受到眼内压的作用力而向外膨出，就产生了后巩膜葡萄肿。让我们来看一个对应的模式图。模式图 1-4-2 中 A 和 B 是正常眼球的侧视图，大致呈一个球形，C 和 D 则是一般高度近视患者的眼球侧视图，眼睛较正常人变长一些，但是仍然像一个球形，而 E 和 F 则是伴有后巩膜葡萄肿的眼球，可以看到眼球的后方明显后突（箭头处）。G 则是后巩膜葡萄肿的解剖示意图。

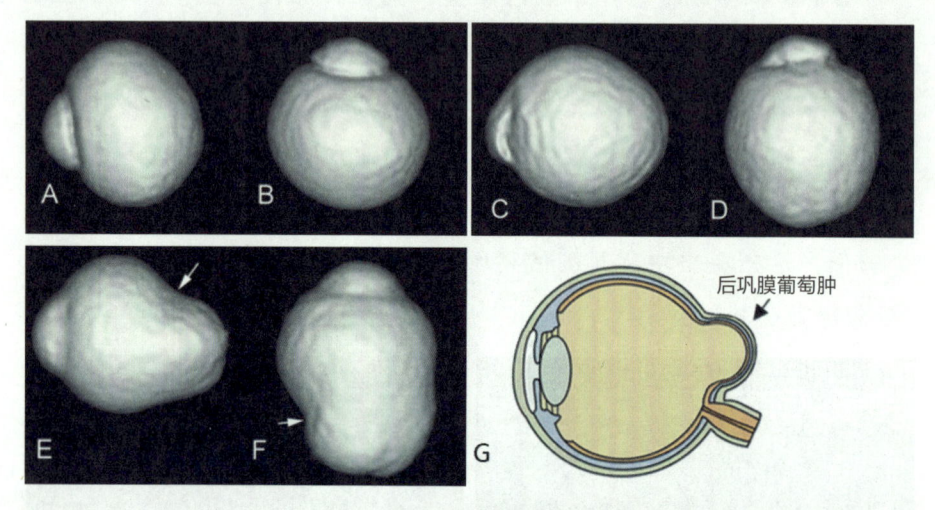

图 1-4-2　后巩膜葡萄肿模式图
（图片出处：参考文献 5, 6）

研究发现 12%～51% 的高度近视患者会发生后巩膜葡萄肿。眼睛越长、年龄越大的高度近视患者更容易发生后巩膜葡萄肿。其实临床上常用的头颅 CT 核磁共振就能够发现后巩膜葡萄肿的存在（图 1-4-3）。眼科检查中 B 超能够给我们提供后巩膜葡萄肿的轮廓，但是如果想要进一步检查，还得靠广角眼底照相和广角光学相干断层扫描检查。广角眼底照相（图 1-4-4A）可以告诉我们后巩膜葡萄肿在球壁的具体位置和范围，而广角光学相干断层扫描检查（图 1-4-4B）能够给我们提供眼底最重要的结构——黄斑的信息。清晰、舒适的视觉很大程度上依靠正常的黄斑结构。

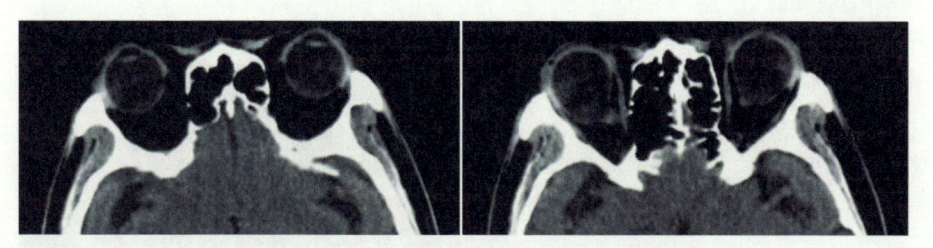

图 1-4-3　一高度近视患者头颅CT不同层面

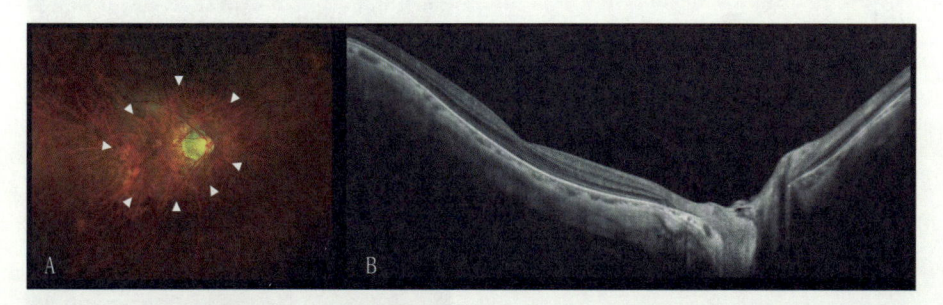

图 1-4-4　广角眼底照相（A）和广角光学相干断层扫描（B）中的后巩膜葡萄肿（箭头示意球壁后突的位置）

知道这个毛病不是肿瘤后，张阿姨放心多了，但是她又问："后巩膜葡萄肿是不是就是我的眼睛长得比别人不规则一些，视力应该不会受到影响吧？"

虽说这个毛病不是肿瘤，但是也不能完全置之不理。对一些后巩膜葡萄肿的患者进行检查，发现这些变薄的区域不仅神经视网膜更容易发生病变，而且给视网膜提供营养、氧气的脉络膜组织也容易发生病变。图 1-4-5A 示意正常的黄斑形态，而图 1-4-5B 和 C 则是发生了劈裂、出血的黄斑形态，一旦出现了黄斑的病变，那么视力会受到很大的影响，需要进行玻璃体手术、玻璃体腔注药等相应的治疗。如果后巩膜葡萄肿发展到一定的程度也需要进行后巩膜加固术或巩膜交联术对它进行干预。目前张阿姨的眼睛虽然有后巩膜葡萄肿，但是进一步的检查显示黄斑还没有发生其他病变，因此，我们嘱咐她定期来门诊随访即可。

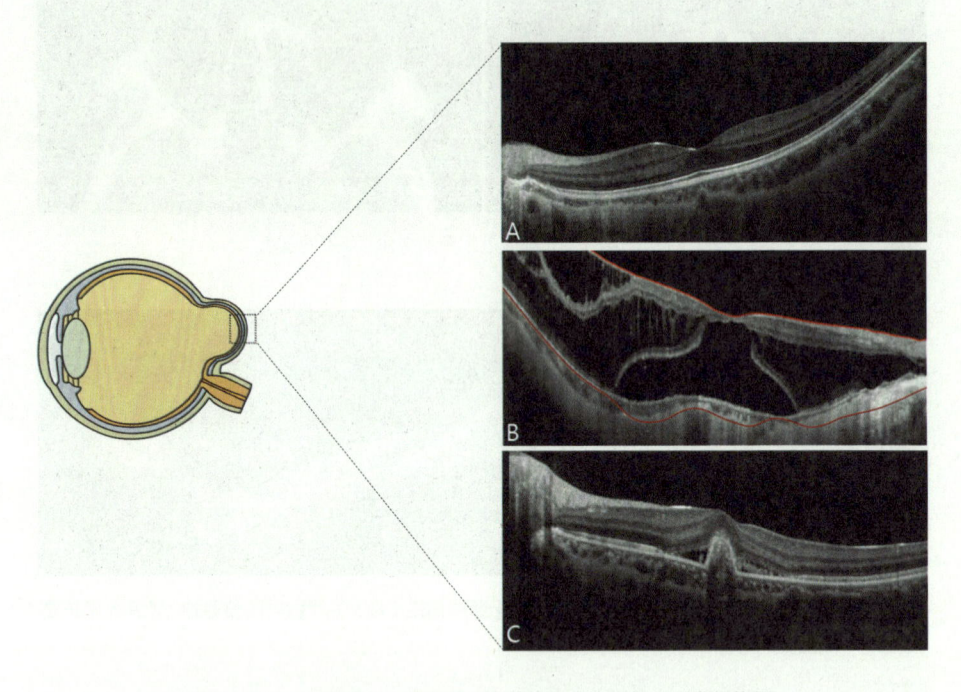

图 1-4-5　正常黄斑、黄斑劈裂和黄斑出血光学相干断层扫描图

问题 5　高度近视能做近视屈光手术吗？

小美是一名18岁的准大学生，双眼近视1000度左右，今天由妈妈陪着来到了我们的门诊。翻看小美去年的门诊记录，发现她这一年又增加了200度的近视，一测眼轴果然也还在增长。我们告诉小美妈妈按照她现在的年龄和度数增长趋势，以后得高度近视眼底病的风险很大，谁知道小美妈妈一脸的淡定，一点也不担心。她告诉我们她已经在网上了解了近视屈光手术，知道手术可以治疗的近视度数范围很广，几千度的近视只要一次手术就可以摘掉眼镜，做完手术就不是高度近视了，还需要担心什么高度近视眼底病吗？那么事实真有她想象得这么美好吗？

目前主流的近视屈光手术方式有激光角膜屈光手术和眼内植入人工晶状体（ICL）。激光角膜手术是指通过准分子激光或者飞秒激光等技术切削角膜，改变角膜的屈光力，从而对近视进行矫正，可以理解为一项"将眼镜片藏在角膜上的手术"，这种手术方式对患者角膜的厚度有一定的要求，并且矫正的度数有限，角膜厚度过薄或者近视度

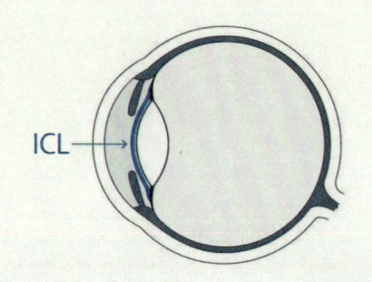

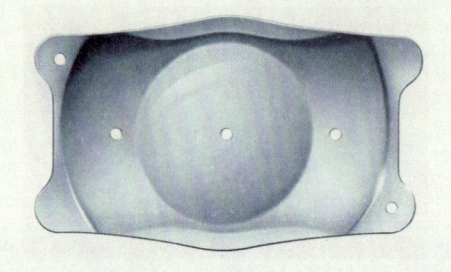

图 1-5-1　ICL手术

数过大的患者通常不建议做激光角膜手术。眼内植入人工晶状体手术（ICL手术）是指在虹膜（眼黑）的后方放置一枚带有度数的人工晶状体从而矫正近视，可以理解为一项"将眼镜片藏在眼睛内的手术"，主要适用于角膜厚度偏薄、近视度数较大或散光度数较高的患者（图1-5-1）。

对高度近视患者来说，如果屈光手术前的各项检查都符合条件，没有明显的禁忌证，那么可以做激光角膜屈光手术。做完以后确实不再是"高度近视"了，但是屈光手术仅仅对眼前段的光学属性进行了干预，可以简单地理解为只是给眼睛戴上了一副看不见的眼镜，但是对眼后段的视神经视网膜并没有作用，手术之后眼球的形态没有改变，眼轴还是会继续增长，患高度近视眼底病的风险并不会降低。

听完我们的解释，小美妈妈再也不像前面那么淡定了，她感叹道原来屈光手术并不是高度近视的"终结者"，后续还是需要进行眼底的随访。

问题 6 高度近视会遗传吗？

天黄女士发现5岁的儿子小宝写字时离桌面很近，还不时地揉眼睛，黄女士心里直犯嘀咕，这孩子是不是近视了？自己有高度近视，老公也有中度近视，是不是遗传给了孩子？这还没开始上小学呢，就已经近视了，以后近视度数是不是还会继续加深？带着这些疑问，黄女士带着小宝到近视门诊就诊。在门诊，我们给小宝做了验光检查，发现他有100度的近视。

近视的成因非常复杂，主要是由遗传因素和环境因素共同造成的。我们在日常生活中常常看到一家人是近视的，父母近视的子女也有近视，这并不是错觉，近视有一定的遗传概率。据统计，我国的近视的遗传率超过65%，并且与父母一方有近视的家庭相比，父母双方均有近视的情况下，其子女的近视率会更高，可见孩子的近视与父母关系密切。但是近视并不是简单的单基因遗传。目前已经发现了超过200个的近视相关基因，这些基因可能会以不同的方式相互作用影响近视的发展和眼轴的延长。而病理性近视与单纯性近视相比更容易受到遗传因素影响。

除此之外，后天的用眼不当也可能会造成近视。目前认为学业压力过大，长时间近距离用眼以及缺乏户外活动是近视度数加深的危险因素。因此，在日常的学习和生活中，要合理安排孩子的学习时间，每学习30到40分钟需休息10分钟，避免长时间用眼，注意保持正确的读写姿势，避免用眼距离过近，在学习之余要安排适当的户外活动。此外，要听从医生的专业建议进行近视的控制和矫正，比如使用阿托品滴眼液、OK镜，佩戴合适的框架眼镜等，定期复诊，及时记录和追踪近视度数和眼球参数的变化。

　　我们告诉黄女士他们夫妻双方都有近视,那么小宝以后近视的可能性非常大,但是遗传因素已经无法改变,现在我们只能让小宝培养好的用眼习惯,定期监测眼轴变化,或许小宝以后不需要像她一样戴着像瓶底厚的眼镜。

问题 7　眼前出现飞蚊和闪光是咋回事?

徐女士有双眼高度近视,几天前突然出现左眼前黑影飘动,还伴有闪光感。休息两天后,症状还没有消失,很影响日常工作,徐女士赶紧来医院就诊。

许多近视患者深受飞蚊症困扰。眼前黑影飘动,像蚊子一样飞来飞去,会干扰视觉,并且影响工作。不少近视患者在出现飞蚊症的同时,眼前会出现突然一闪的亮光,像一道闪电。近视患者想了解飞蚊症是怎么回事,眼前出现闪光感是严重的症状吗?

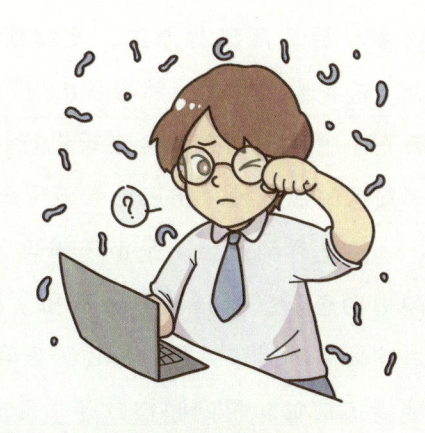

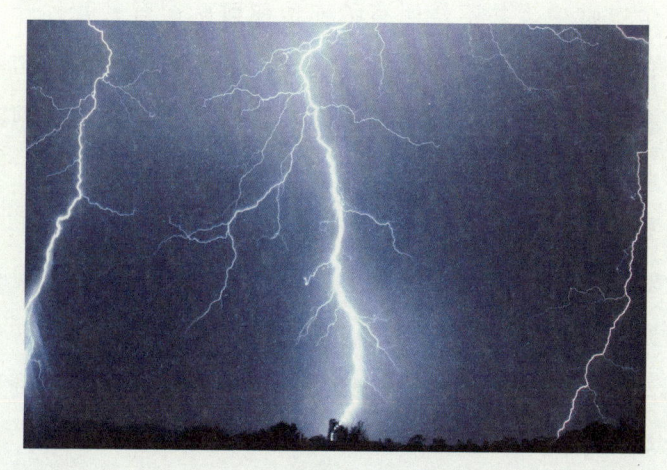

图 1-7-1　示意图:"飞蚊"和"闪电"

飞蚊症即眼前有飘动的小黑影，尤其看白色明亮的背景时更明显。飞蚊症产生的原因是玻璃体内出现漂浮的混浊物。玻璃体是眼球内最主要的填充物。打个比方，玻璃体就如同填充于鸡蛋壳内的鸡蛋清。正常情况下，玻璃体是清澈透明的。但是由于老龄化或者近视原因，玻璃体内会出现局部混浊。当玻璃体内漂浮的混浊物投影到视网膜，会产生眼前黑影漂浮，可呈现点状、线状、环状。这些眼前黑影，会随眼睛转动而变化位置，像蚊子一样来回飞动，伸手去抓又抓不住，好让人抓狂。

有两类人群容易遭遇飞蚊症：一类是老年人；一类是近视的朋友。50岁以后，随年龄增加，飞蚊症出现的概率显著升高。对于近视患者，近视度数越深，越容易出现飞蚊症。近视眼由于眼球轴长拉长了，填充于眼内的玻璃体会出现退行性改变，玻璃体出现液化、局部混浊以及后脱离现象，相应地会出现眼前黑影飘动的症状。

闪光感的产生，是由于玻璃体牵拉视网膜，刺激视网膜产生眼前闪电的感觉。当玻璃体"液化"的现象越来越明显，如果这个时候，玻璃体后界膜不完整，液化的玻璃体就可能流到玻璃体和视网膜之间，使得玻璃体和视网膜被分开，形成玻璃体后脱离。在玻璃体与视网膜分离的这个过程中，并不是所有的部位都可以很容易就分开，有些部位的玻璃体可能仍然与视网膜黏在一起。这个时候如果转动眼球，这些仍粘着视网膜的玻璃体就会牵拉着视网膜，从而使得视网膜上的视细胞被刺激，产生强烈的闪光感。如果玻璃体拉破视网膜，就会形成视网膜裂孔，存在视网膜脱离的风险，危害视力。

目前对飞蚊症和闪光感的处置原则是，当眼底检查发现存在视网膜裂孔，建议及时采用激光治疗，给视网膜裂孔打上补丁，以防止视网膜脱离。这位徐女士来医院检查后，发现左眼底颞上方存在视网膜裂孔，于是采用眼底激光治疗封闭视网膜裂孔（图1-7-2）。

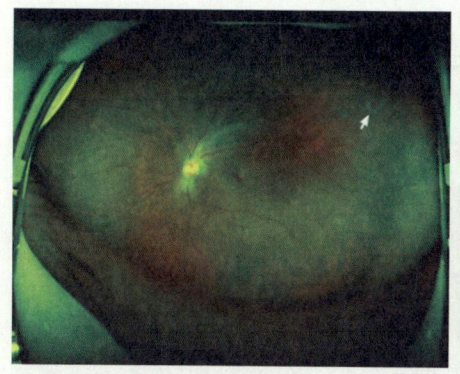

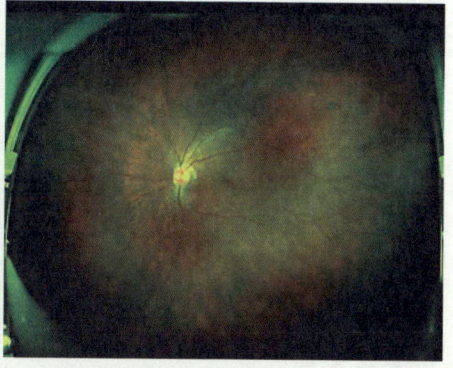

图 1-7-2　眼底照：左图为患者出现飞蚊症，来医院检查发现视网膜裂孔（箭头处）；右图为激光治疗后 3 周复查，视网膜裂孔周围可见激光斑色素沉着，提示视网膜裂孔已牢固封闭

没有视网膜裂孔，单纯玻璃体混浊引起的飞蚊症，通常称之为生理性飞蚊症，大部分患者随时间可以逐渐适应。口服含碘类的药物（如卵磷脂络合碘），有助于玻璃体混浊的吸收，改善飞蚊症。

问题 8 视网膜为什么会变性？

小李是一名高度近视患者，双眼近视1000度左右，他一直都想要摆脱厚厚的眼镜片，今年年初正准备做激光屈光手术，但是在术前评估检查后，医生告知他检查出了视网膜周边变性，需要先到眼底病门诊做进一步的眼底检查与治疗，屈光手术只能暂时延后。我们为小李散瞳后检查眼底，发现其双眼均有视网膜变性，其中右眼还是眼底科医生非常熟悉的格子样变性。

视网膜变性是一类视网膜退行性变性损害，通常发生在视网膜的周边部，可以理解为视网膜周边部的老化和萎缩，多见于高度近视患者，也可见于非高度近视患者。对高度近视患者来说，视网膜周边变性主要是眼轴增长导致视网膜变薄引起的，而周边部的视网膜相对于中央部的视网膜来说厚度更薄，血供更差，更易发生变性。视网膜周边变性的主要类型包括格子样变性、囊样变性、蜗牛迹样变性、铺路石样变性、压迫与非压迫变白等，其中格子样变性与视网膜脱离的关系最为密切（图1-8-1），在格子样变性区域可见视网膜明显变薄，色素增生或脱失，血管呈透明变性或白线化，形成"格子"样

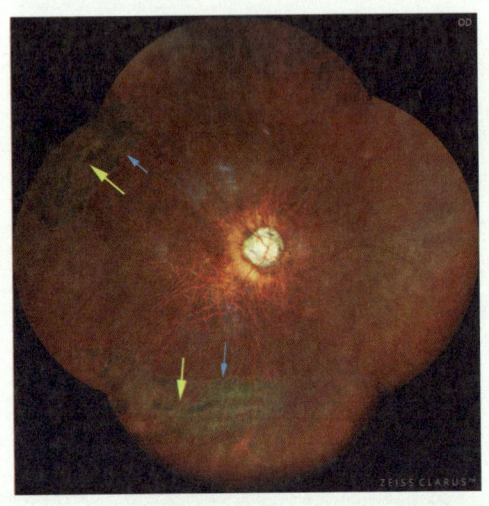

图 1-8-1 格子样变性眼底照。黄色箭头显示的为长条形的格子样变性区，其内可见色素增生。蓝色箭头为激光治疗后的激光斑

外观，且与玻璃体的粘连程度增加。随着病情的进展，格子样变性有可能会继续萎缩直至产生圆形萎缩孔或者由玻璃体牵拉撕裂视网膜产生马蹄形牵拉孔，严重者甚至会引起视网膜脱离（详见本部分问题9、问题10）。

视网膜周边变性通常没有症状，位置隐匿，不易发现，主要的检查方法有裂隙灯显微镜联合前置镜检查，以及超广角眼底照相检查。值得注意的是，高度近视患者双眼同时患有视网膜周边变性的概率较大，应该对双眼散瞳进行彻底仔细的眼底检查。

跟小李解释完他的病情后，我们给小李安排了眼底激光治疗。眼底激光是指利用激光的热效应使视网膜产生加固及粘连，就像电焊焊接加固一样，将视网膜变性区及裂孔周围封闭及加固，防止视网膜脱离的发生。眼底激光在门诊当天即可完成，无须住院，不影响工作和学习（详见PART 3）。

问题 9 视网膜为什么会有裂孔？

小张是一名25岁的信息工程师，双眼近视800度，经常深夜加班工作。一天早上起床后，他突然感到眼前有一闪而过的亮光，虽然看东西不受影响，但还是十分担忧地到眼科门诊就诊。

在门诊，我们给小张散瞳之后仔细检查眼底，发现小张的左眼底周边有一个马蹄状裂孔（图1-9-1箭头处），而他眼前一闪而过的亮光，和他视网膜裂孔的产生有很大的联系。

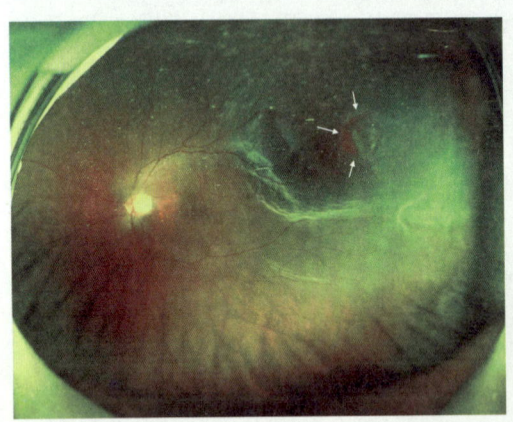

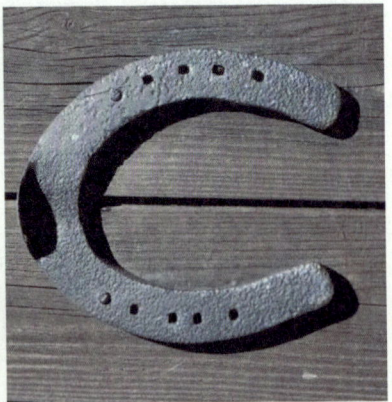

图1-9-1 马蹄形裂孔

在讨论视网膜裂孔是什么之前，我们先来讨论眼内紧邻视网膜的一个结构——玻璃体，它与视网膜裂孔的产生有着密不可分的关系。玻璃体是眼球内的一个透明果冻状的凝胶结构，如果眼睛是一个房间，那么玻璃体相当于充满房间内部的水，它与墙纸——视网膜紧密相贴。随着年龄的增加，玻璃体会逐渐从凝胶状变为液体状，也就是玻璃体液化；同时玻璃体还会收缩，与视网膜分开，我们称之为玻璃体脱离。

高度近视患者由于眼球变长，结构发生变化，会比普通人更早发生玻璃体液化与脱离，小张看见的一闪而过的亮光就是由于玻璃体收缩牵拉视网膜而引起的。

视网膜裂孔是指视网膜全层断裂或者缺损，相当于墙纸上破了一个洞，然后房间里的水就容易通过这个洞灌入墙纸的后方造成墙纸整片脱落，即视网膜脱离。视网膜裂孔除非引发视网膜脱离（详见本部分问题10）造成视力下降和视物遮挡，否则通常没有症状，并且由于其位置通常位于视网膜的周边，十分隐匿，一般在散瞳做详细的眼底检查时才能发现。从产生的原因来分类，视网膜裂孔主要可以分为萎缩性裂孔和牵拉性裂孔。前者常发生在视网膜变性区的内部，是变性区内的视网膜进一步萎缩变薄而产生的，通常呈圆形，也叫圆孔；而后者通常发生在视网膜变性区的边缘，是玻璃体脱离过程中牵拉视网膜的边缘造成的，通常呈马蹄形，也叫马蹄形裂孔，这种裂孔引发视网膜脱离的概率更大。此外，外伤也是造成高度近视患者视网膜裂孔的原因之一，高度近视患者眼球壁薄弱，被外力击中时，有可能会发生周边视网膜的脱离，这种情况叫做锯齿缘截离。因此，高度近视患者除要定期散瞳检查眼底情况之外，在日常生活中要避免进行拳击、篮球、柔道等对抗性较强，容易发生肢体碰撞的运动。

一旦发生视网膜裂孔，在未治疗前我们可以做哪些事情呢？发现视网膜裂孔后应卧床休息，根据裂孔位置调整体位，术前使裂孔处于最低位。适当减少眼球运动，以减少玻璃体腔液体进入视网膜内。减少活动，避免重体力劳动和剧烈的活动，不可用力屏气，以免使裂孔变大，加重视网膜脱离，如果累及黄斑区域将造成严重的视力损害。对于易便秘的人，可多进食蔬菜水果、益生菌等防止便秘，因为用力解便会加重视网膜脱离。

未发生视网膜脱离的视网膜裂孔不需要进行眼内手术，在门诊以激光处理即可。激光的光凝效应和热效应可以在视网膜形成瘢痕，这些瘢痕叫做激光斑，使用激光斑包围裂孔及变性区，可以防止裂孔扩大和玻璃体液进入视网膜下，这样可以有效降低视网膜脱离的风险（详见PART 3）。

问题 10 视网膜为什么会脱离？

小朱是一位高三学生，随着学业压力的不断增加，近视度数也逐年攀升，年仅16岁的小朱，现在双眼近视均已超过600度。最近，正在全力备战高考的小朱突然觉得右眼前有被黑影遮挡的感觉，刚开始他以为是学习时间过长导致的视疲劳，并没有太在意。可随后的几天时间，他感觉眼前的黑影越来越明显，而且右眼看东西也明显看不清了。

首先，我们给小朱进行了验光检查，发现他左眼戴上625度的眼镜可以看到1.0的视标，而右眼戴上675度的眼镜后只能看到0.15的视标。一旦戴镜无法达到正常的视力，我们就怀疑他的右眼生病了，果然，从他的眼底照相结果（图1-10-1）可以看到下方的视网膜呈青灰色隆起，提示他的右眼已经发生了视网膜脱离。

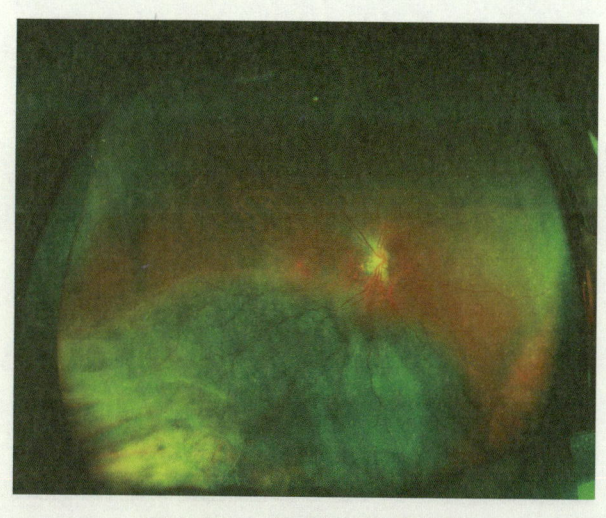

图1-10-1 视网膜脱离的眼底照

前面已经提到，如果把我们的眼球想象成一个房间，那么视网膜就是我们房间里的墙纸，而视网膜脱离就类似于原本粘在墙壁上的墙纸剥落了。视网膜为什么会脱落呢？根据不同的病因可将视网膜脱离分为孔源性、牵引性和渗出性3种类型。高度近视引起的视网膜脱离以孔源性为主。高度近视眼的眼轴比正常人长，近视度数越高，眼轴越长，而视网膜紧贴在眼球壁的内层，眼轴拉长之后视网膜也会相应地变薄，因而更容易产生视网膜裂孔。同时，正常人的眼内本来是被果冻样的玻璃体填充，而高度近视眼内果冻样的玻璃体更容易液化。当液化的玻璃体经过裂孔进入到视网膜下（视网膜可以简单地认为是由色素上皮和神经上皮层组成，由于胚胎演化的原因，两层之间本身就存在着潜在的间隙），就像是房间里的水通过墙纸上的裂缝进入墙纸后方，就会引起视网膜脱离。

为了进一步评估小朱的病情，我们又进行了以下检查：

1. 眼部B超

眼部B超是一种定位、定量且无创的检查方法，能够帮助我们了解视网膜脱离的形态、高度和范围。小朱的B超结果（图1-10-2）显示他右眼的视网膜已经大范围脱离了。

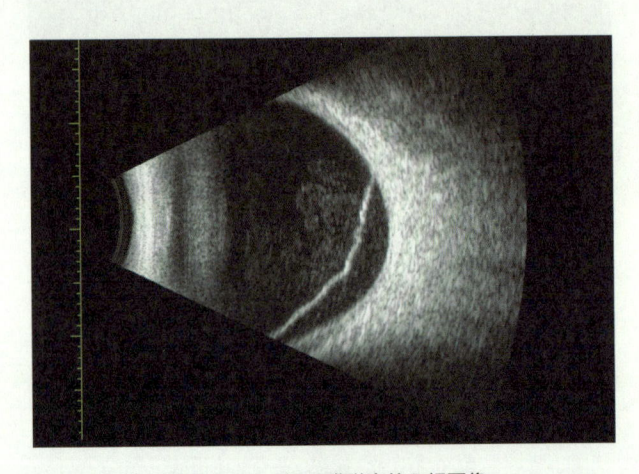

图1-10-2 视网膜脱离的B超图像

2. 眼底 OCT

光学相干断层扫描（optical coherence tomography，OCT）OCT的检查结果能够给我们提供更多关于黄斑的信息。小朱的OCT检查结果（图1-10-3）显示在他的黄斑处视网膜神经上皮层已经和色素上皮层产生了分离，即他的视网膜脱离累及了黄斑，这也解释了为什么他的右眼戴上675度的近视眼镜以后仍然只有0.15的视力。也有一些患者虽然发生了视网膜脱离，但是还没有累及黄斑，这个时候眼前遮挡的感觉比较明显，但是还不会出现明显的视力下降。

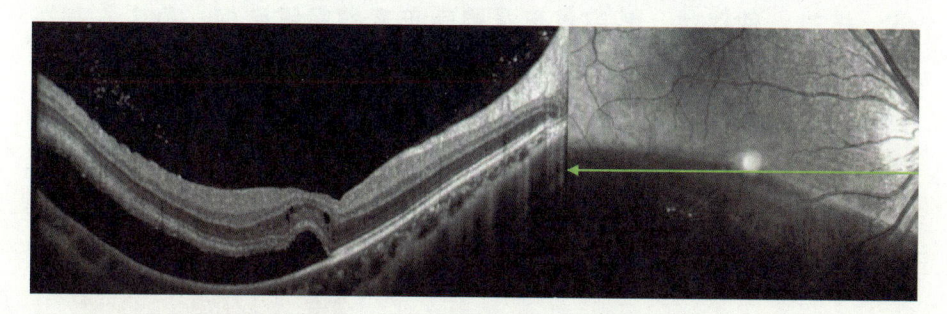

图 1-10-3　黄斑脱离的OCT图像

视网膜脱离的治疗以手术为主。临床上目前常用的手术方式有玻璃体切割术和巩膜外加压/环扎术。原理都是封闭视网膜裂孔，并使脱落的视网膜复位。根据小朱的情况，我们选择了巩膜外加压/环扎术。术后1年再次复查眼底OCT（图1-10-4）的时候发现他的视网膜下的"水"已经完全吸收了，视网膜达到了解剖上的复位。

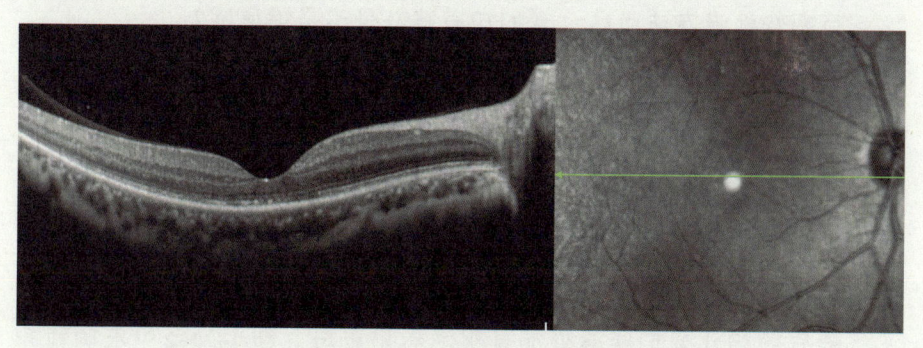

图 1-10-4　巩膜外加压/环扎术后1年复查眼底OCT图像

问题 11　人为什么会长黄斑？

陈阿姨愁容满面地来眼科门诊，走进诊室的第一句话："医生，我生病了，他们说我的眼睛长了黄斑！"一个从来不了解眼科知识的人乍一听可能会觉得很害怕，以为黄斑就像老年斑、雀斑一样是一种症状，其实黄斑是眼睛正常的组织结构，每个人都有黄斑。

人的眼睛之所以能看见是因为眼睛里有一层由神经细胞组成的视网膜，视网膜能够将外界的光信号进行转化，再传递到我们的大脑，从而产生"看见"的感觉。视网膜中最重要的解剖结构就是黄斑（图 1-11-1），其中央有一椭圆形小凹，称为中央凹。此处是视网膜最薄的部位，只有色素细胞和视锥细胞，没有视杆细胞。黄斑是视觉最敏锐的部位。

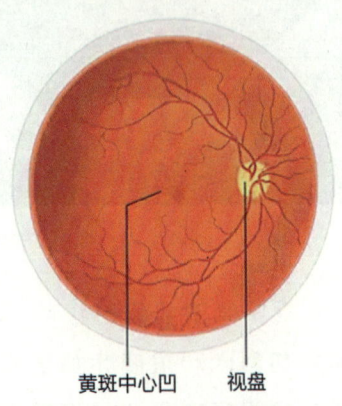

黄斑中心凹　视盘

图 1-11-1　黄斑示意图

图片来源：https://www.aao.org/eye-health/anatomy/fovea

有哪些检查方法可以让我们知道黄斑是不是健康呢？

1. 最佳矫正视力

正因为黄斑是视觉最敏锐的部位，故检查黄斑是否健康最简单、最直接的办法就是进行验光查最佳矫正视力。通常情况下，患者黄斑出现的病变，都会导致视力下降或者是严重的视物模糊。

2. 眼底照相

眼底照相让我们能够更加直观地看见黄斑。图 1-11-2 中左侧箭头所指的区域就是黄斑。该部位没有任何血管，又富含叶黄素而略显黄色，这也是"黄斑"名字的由来。

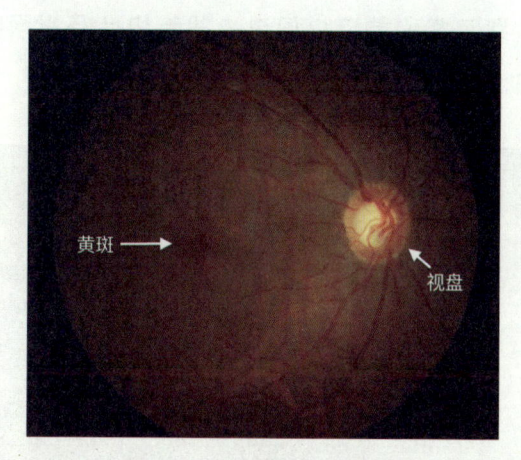

图 1-11-2　眼底照中的黄斑

3. 光学相干断层扫描技术（OCT）

事实上黄斑结构是由许多神经细胞经过精细地排列形成的（图1-11-3）。虽然眼底照能够给我们提供关于黄斑的一些信息，但是显然不够。而OCT技术则进一步解决了这个难题。OCT被誉为光学切片，

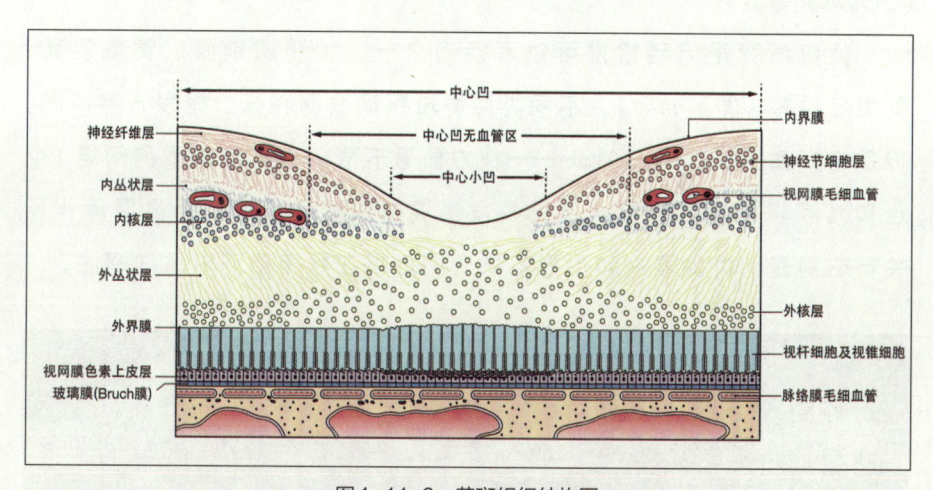

图 1-11-3　黄斑组织结构图

图片来源：Jack J Kanski, Brad Bowling, Ken Nischal, Andrew Pearson. Clinical ophthalmology: a systematic approach.7th ed (Figure 14.2). Elsevier/Saunders, Edinburgh, 2011.

即通过光学的技术将黄斑更细微的结构呈现出来，是临床上诊断黄斑疾病非常常用的检查技术（关于该技术将在第二章中详细阐述）。从图1-11-4上可以看到正常的黄斑中间中央凹结构以及视网膜明、暗相间的规则带状结构。

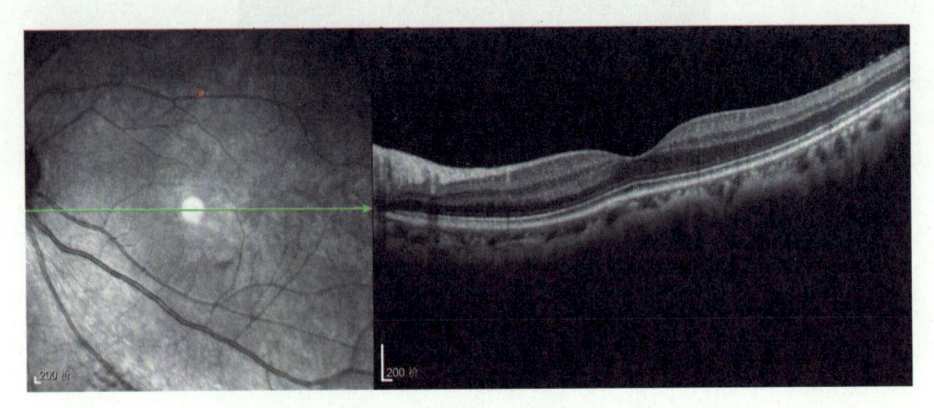

图 1-11-4　OCT中的黄斑

除上述这些比较常用的检查方法之外，临床上还有很多其他的诊断黄斑疾病的方法，如微视野、光学相干断层扫描血管成像（OCTA）等。

黄斑病变是眼科常见可致盲疾病之一，如黄斑前膜、黄斑裂孔、黄斑变性等（图1-11-5）。不同类型黄斑疾病发病特征、好发人群不同，但是它们都有一个共同特征——视力显著下降。我们在本章的问题1中也和大家提到高度近视人群更易发生黄斑病变的原因，而高度近视相关黄斑病变的具体表现和治疗方法我们也将在后续章节中详细阐述。

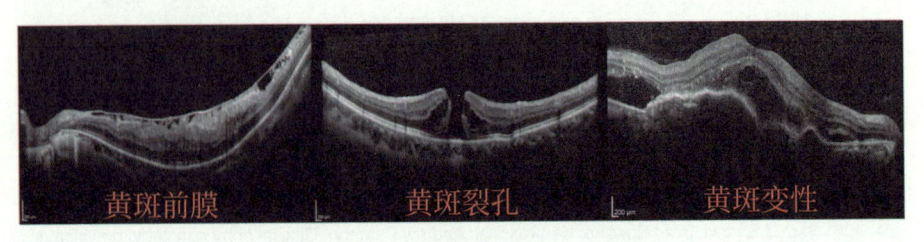

图 1-11-5　不同黄斑病变的OCT图像

经过一系列的检查，我们发现陈阿姨双眼的黄斑都很健康，因此告诉陈阿姨："黄斑是一种正常的组织结构，有黄斑不是疾病，如果出现黄斑病变才属于眼部疾病的范畴。"

问题 12　看东西为什么变得弯弯曲曲？

张大爷从年轻的时候起就戴着800度的眼镜，虽说有些不便，但是长此以往他也已经习惯了，最近他却觉得右眼有些"不太寻常"，他感觉看东西像是在照哈哈镜一般，明明是笔直的笔，看上去变得有些弯弯曲曲，而左眼则没有这种症状。我们马上让张大爷做了眼底照相和OCT的检查，果不其然，他右眼的检查结果（图1-12-1）提示他的黄斑出了问题。

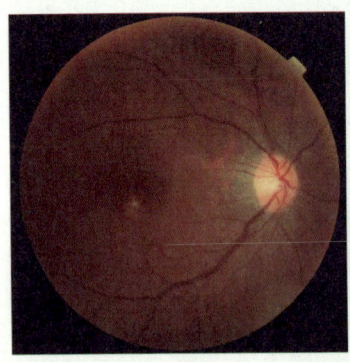

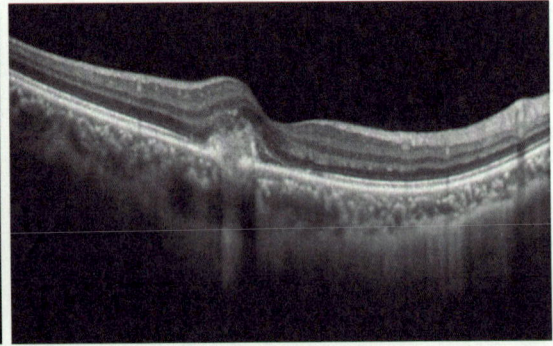

图 1-12-1　眼底照相和OCT图像

外界物体先成像在视网膜黄斑，然后神经细胞将视觉信号一路传递到大脑，经过大脑分析最后形成视觉。导致视物变形的具体病理机制还在进一步研究中。基本上累及黄斑的病变都会出现视物变形的症状，如黄斑前膜、黄斑裂孔、中心性浆液性脉络膜视网膜病变等。想象一下，原本黄斑处的神经细胞排列有序（图1-12-2），并且每一个细胞都有自己负责的任务，当疾病发生，细胞排列被打乱，那么传递的视觉信号也发生了扭曲。当视网膜明显水肿时，视网膜上的神经细胞

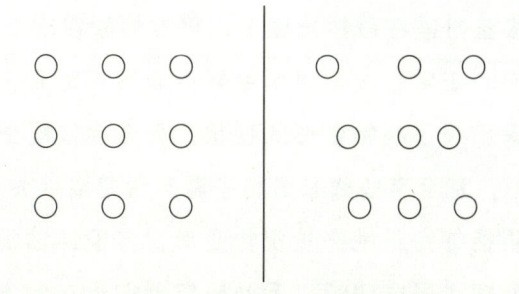

图 1-12-2　正常情况与异常情况下的黄斑细胞排列示意图

间隔加大，这时看到的物像比实物要小，即医学上的"小视症"。相反，由于视网膜粘连、瘢痕收缩，神经细胞拥挤在一起，此时看到的物像比实物要大，即医学上所说的"大视症"。由于视觉最终在大脑产生，而视物变形又是一个心理物理学的症状，除了视网膜疾病外，大脑的疾病也可以引起视物变形的症状。

目前临床上针对视物变形的检查主要还是定性的，而且这个检查很简单，自己在家也可以进行。Amsler方格表（图1-12-3）是在10平方厘米的纸板上，用线条分为5毫米的等宽小格子，中间使用黑点作

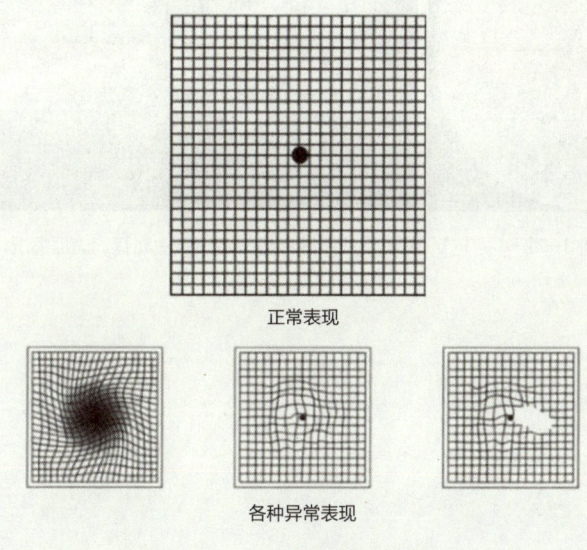

正常表现

各种异常表现

图 1-12-3　Amsler方格表（非1∶1）

为注视目标。检查时需在自然光线下，将方格放在眼前30厘米左右的位置，遮挡一眼，正常情况下可以看到该表线条笔直，且每一小格都呈正方形。如果出现了视物变形的症状，那么会发现线条不均匀或者格子不是正方形，甚至有些线条或格子看不清楚或消失。相较于定性，临床医生更希望能够定量地衡量视物变形，方便评估视物变形的严重程度以及监测疾病进展或缓解，因此研究者们也在致力研究新的检查手段，但是目前尚未在临床上普及。

　　了解了这么多视物变形的知识以后，张大爷急切地想知道他这个毛病还能不能好，毕竟总是通过"哈哈镜"看东西也并不舒服。评估了适应证后，我们给张大爷进行了眼内注射抗血管内皮生长因子药物（抗VEGF）来促进黄斑处出血的吸收，几个月后张大爷再来复查时发现黄斑处出血已经明显吸收，而他自己也感觉到视物变形的症状明显地好转了。

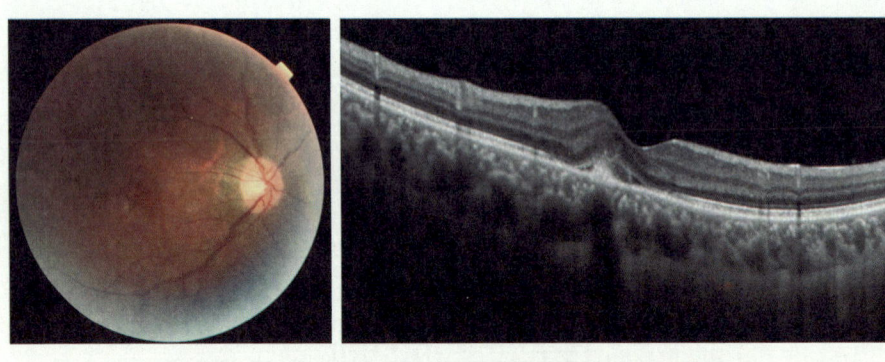

图1-12-4　抗VEGF治疗后高度近视黄斑新生血管的消退情况

问题 13 黄斑为什么会出血？

小张是一名30岁的IT白领，双眼近视700度左右，戴着厚厚的眼镜片。今年春天，他有些紧张地进入了诊室，还没坐下就急忙问："医生，这两天我的眼前出现了一团黑影，看线条也变得弯弯曲曲，去附近的医院检查了，他们说是黄斑出血了，我会失明吗？"

医生一边安慰小张，一边给他做起了眼部检查。首先给小张做了眼底检查。图1-13-1是他的眼底彩照，呈现典型的高度近视的豹纹状眼底，在黄斑区可以见到小片状的鲜红的出血（白箭头），邻近出血可见黄白色的病灶（绿箭头），初步判断其可能是黄斑新生血管。

高度近视的黄斑出血主要有两种类型：一种是单纯型，即无脉络膜新生血管。在96%的病例中，黄斑出血与漆裂纹病变有关，大多数出血沿漆裂纹分布；另一种是新生血管型黄斑出血。高度近视病人的眼轴不断地拉长，在黄斑区形成薄弱区，同时视网膜脉络膜变薄会引起缺血，为了弥补血供不足，脉络膜会自发生成新的血管并从薄弱区进入视网膜，新生血管的管壁是不健康的，十分脆弱，很容易破裂出血，从而导致患者的视力进一步受到损害。

我们从小张的眼底照上初步判断可能有黄斑新生血管。那如何确诊呢？

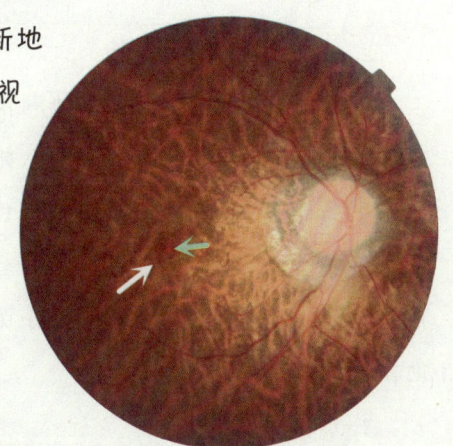

图1-13-1 高度近视黄斑新生血管的眼底照

确诊可以依赖以下检查技术：

1. 眼底OCT

OCT即光学相干断层扫描，这是一种利用光的干涉原理，对视网膜各层次进行横断面扫描的技术。小张的OCT结果（图1-13-2）显示：在原本应该凹陷的黄斑区出现一高反射的病灶（红箭头），为新生血管组织，旁边的均质低反射区为出血灶，视网膜原本平整的结构被挤压变形，且本应平伏的视网膜水肿增厚。

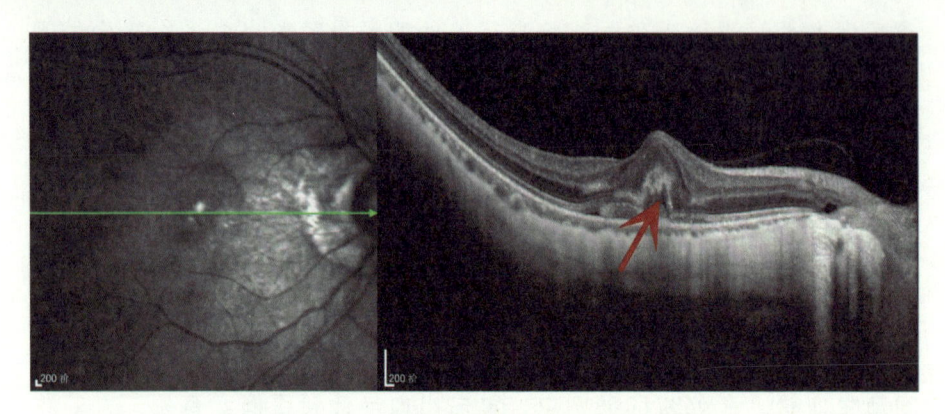

图1-13-2 高度近视黄斑新生血管的OCT图像

2. 眼底荧光血管造影

眼底荧光血管造影是一种利用荧光素钠作为造影剂，经肘静脉快速注入，当荧光素钠随血流进入眼底血管时，利用专用设备观察眼底血管的细微结构和变化的技术，也是诊断黄斑新生血管的传统经典手段。但这是一种有创的检查，并且对于一些伴有明显过敏体质和严重全身病的患者而言是禁忌的。小张有青霉素过敏史，因此我们没有让他做造影检查。

3. OCTA

又称光学相干断层扫描血流成像技术。该技术基于血管中存在流动的血细胞，对同一横断面进行重复的相干成像，并通过特殊的计算方法，获得移动血细胞即血流的信号，从而进行血管结构的三维重建。OCTA是一种无创的检查手段，可以清晰地显示高度近视黄斑区新生血管的形态。小张的OCTA结果（图1-13-3）显示在本来不应该有血管的层面出现了一团毛线球一样的新生血管（红箭头），因此小张被确诊患上了高度近视黄斑新生血管。

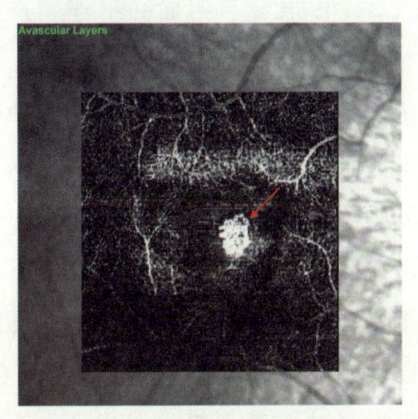

图1-13-3　高度近视黄斑新生血管的OCTA图像

大家肯定又会问，那么高度近视黄斑新生血管导致的出血与单纯性出血有什么区别呢？

下面的眼底照来自另一位年轻的病人小李，乍一看和小张的情况很像，也是黄斑区的出血，但是仔细观察眼底照（图1-13-4）可以发现出血灶下方和周围并没有明显的黄白色病灶，出血的形态为均匀的

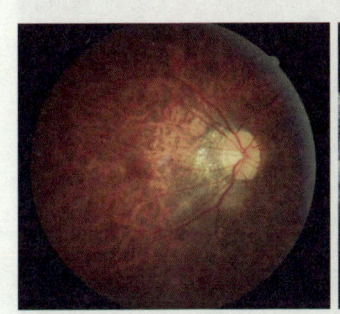

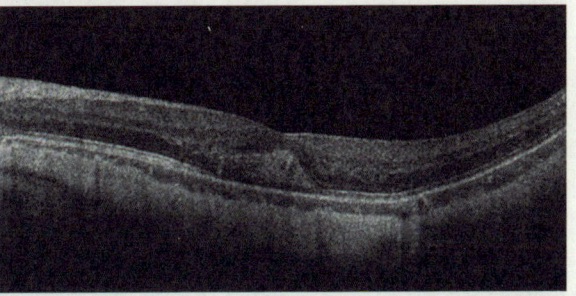

图1-13-4　高度近视单纯性黄斑出血的眼底照及OCT图像

片状，初步诊断是单纯性出血。眼底OCT（图1-13-4）验证了初步诊断，黄斑区有一个表面光滑、内部比较均匀的高反射病灶，与脉络膜新生血管的不均匀高反射形成对比；且单纯性出血病灶周围的视网膜较平滑、没有水肿，其下方的视网膜色素上皮（retinal pigment epithelium，RPE）保持完整，而脉络膜新生血管病灶从脉络膜突破RPE层进入视网膜，RPE层会有明显的不连续，同时其会导致视网膜水肿增厚。

有了以上的理论基础和依据，我们告知小张他的情况是高度近视引起的黄斑新生血管，而新生血管又发生了出血从而影响了视力。于是他焦急地询问，出血可以治好吗？视力还能恢复吗？会失明吗？

高度近视黄斑出血是可以治疗的。单纯性黄斑出血通常会自行吸收，患者需要密切随访眼底变化，也可口服一些活血化瘀的药物来促进出血的吸收；高度近视引起的脉络膜新生血管（伴或不伴黄斑出血）可以通过眼内注射药物（抗血管内皮生长因子）有效促进新生血管消退（详见PART 3）。

小张的情况符合眼内注射抗血管内皮生长因子药物的指征，在与他充分沟通后，我们为他进行了三次眼内注药，三个月过去他的视力已经比发病时明显提升。复查眼底OCT显示，黄斑区新生血管有所缩小，出血已经全部吸收（图1-13-5）。

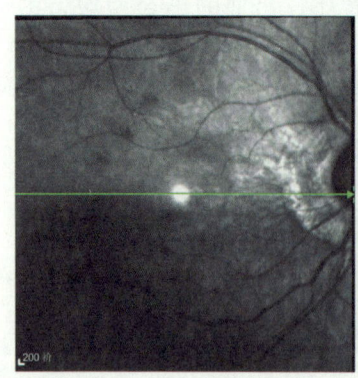

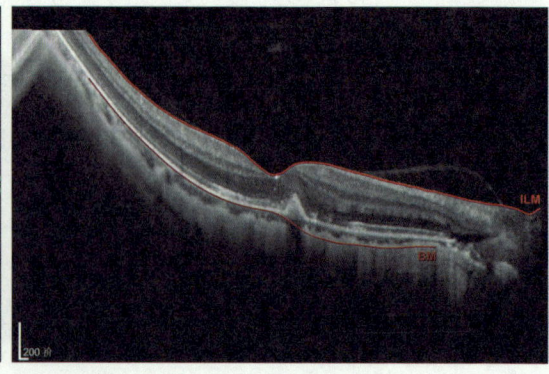

图1-13-5 抗VEGF治疗后高度近视黄斑新生血管的消退情况

PART 1　高度近视眼底病基本知识

小张的故事并没有结束，高度近视患者出现黄斑出血的概率不仅高于常人，而且各种类型的病变可以同时发生，我们嘱咐他一定要定期复查，以便尽早发现病情的变化，及时治疗，尽可能地保存现有视力，同时注意用眼，防止近视度数加深。

问题 14 黄斑为什么会裂开？

小陈是一名教师，一直戴着800度左右的眼镜，但是最近他觉得左眼看教案的时候变得有点模糊甚至还有点变形，他很疑惑：难道是左眼的近视度数加深了，所以来到了我们的诊室。

我们给他进行了眼底照相和光学相干断层成像（OCT）的检查（图1-14-1），发现他的左眼发生了黄斑劈裂。

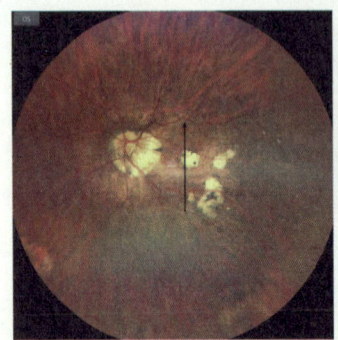

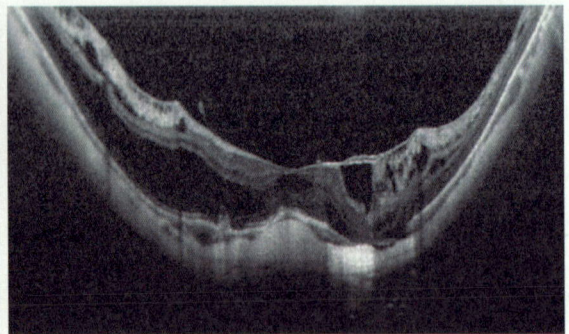

图 1-14-1 黄斑劈裂眼底照相和OCT图像

黄斑劈裂是牵引性黄斑病变的一种类型，是指黄斑处的视网膜神经上皮层发生层间分离，形成一个或多个囊样的空隙，层间可以看到一丝丝的桥状的连接。劈裂可以发生在视网膜内层，也可以发生在外层。若内外层全部裂开则形成黄斑裂孔（图1-14-2）。

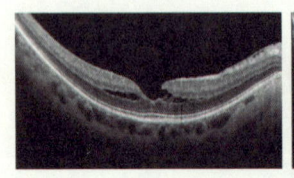

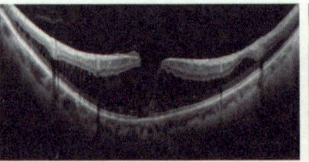

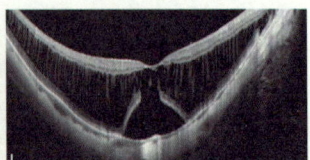

图 1-14-2 各类黄斑劈裂OCT图像

引起高度近视黄斑劈裂的具体发病机制暂时不明确，目前认为是由后巩膜葡萄肿、玻璃体牵拉、视网膜血管牵拉等多种因素共同导致的。就像是房间的墙壁一直在向外扩张，但是里面的墙纸却没有对应的变形能力，只能被越拉越薄。当这个力量再进一步加大，墙纸就会被拉断，从而形成黄斑裂孔，这个时候会出现明显的视力下降或视物变形的症状（图1-14-3）。黄斑劈裂和黄斑裂孔都属于近视牵引性黄斑病变，是高度近视患者视力损伤的重要原因。

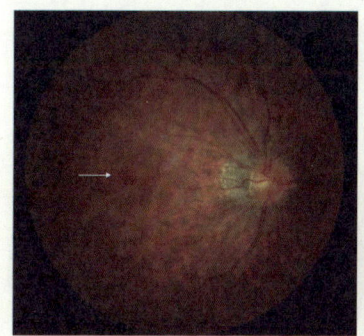

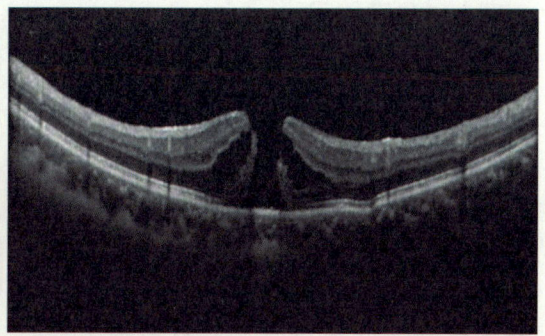

图1-14-3 黄斑裂孔眼底照相和OCT图像

知道了自己的诊断以后，小陈非常焦虑，想知道自己这个毛病是不是需要做手术。我们告诉他一般情况下劈裂的进展很缓慢，在长时间内视力可能保持稳定，甚至有个别病例报道黄斑劈裂能够自行缓解。手术时机以及手术方式目前还存在争议。小陈的情况现在不建议马上手术干预，门诊定期随访复查OCT。如果突然出现视力进一步下降或是视物变形可能是劈裂进展成黄斑裂孔或视网膜脱离了，那就需要进行玻璃体手术干预，否则最终可能会导致失明。

高度近视眼底病：你问我答

问题 15 黄斑为什么会萎缩？

陈大爷由孙子领着走进了我们的诊室，并且点名要看"白内障"。一问才知道原来陈大爷是一位高度近视患者，近10年来感觉双眼视力下降，想到老年人普遍都会得白内障，那么肯定是白内障在"作祟"了。

我们给陈大爷做了验光检查后发现他的双眼戴镜后视力都只能达到0.05。在仪器下仔细观察，发现他虽然有白内障，但是仅仅是轻中度，不会让他的视力变得这么差。因此我们进一步让他做了眼底照相和OCT的检查。眼底照相（图1-15-1）提示他的双眼黄斑都已经发生了萎缩。而OCT（图1-15-2）结果则更加明显，正常情况下应该有140-200μm厚的黄斑现在仅有10μm。

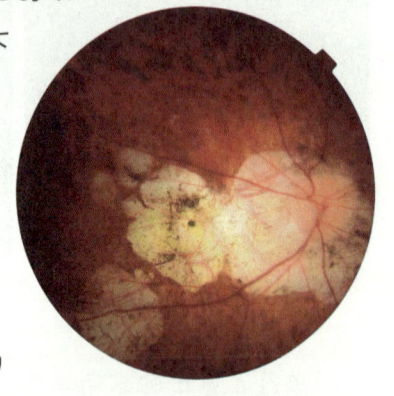

图1-15-1 黄斑萎缩眼底照

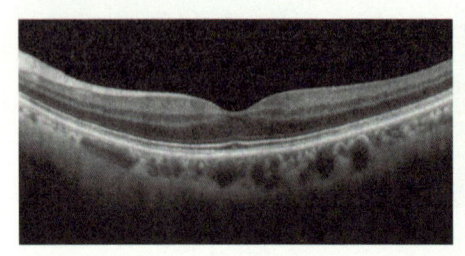

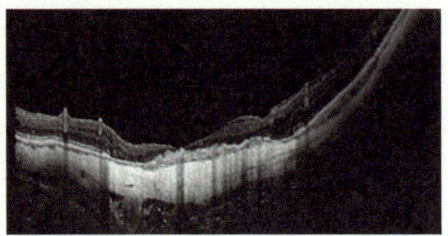

图1-15-2 正常黄斑和萎缩黄斑OCT对比图

由于近年来高度近视的发病率越来越高，研究者们一直希望能够对高度近视导致的眼底病变进行分期，从而了解它的进展规律。尽管分期方法不统一，但是进展到黄斑萎缩这一阶段都属于晚期的眼底变化。黄斑萎缩可以分为弥漫性萎缩、局灶性萎缩以及新生血管相关性黄斑萎缩这三种类型。

1. 弥漫性萎缩

眼底照上呈现边界模糊的黄白色萎缩性病灶。高度近视黄斑病变中其发生率最高。单纯弥漫性萎缩大多不会引起严重视力损伤，最佳矫正视力通常不低于0.5，当矫正视力较差时需要考虑是否合并青光眼和视神经损害。

2. 局灶性萎缩

眼底照上呈现一种灰白色、边界清晰的萎缩性病变。病变区域视网膜外层组织及脉络膜组织缺损，视网膜内层直接与巩膜相连。局灶性萎缩如果发生在黄斑区则将导致视力的严重损害。

3. 新生血管相关性萎缩

相当一部分黄斑萎缩和新生血管的产生有关。高度近视导致眼球不断地变长，给视网膜提供氧气、营养物质的脉络膜也不断地变薄，导致视网膜处于缺血的状态，因此会代偿地长出新生血管。然而新生血管不像成熟的血管那样有紧密的管壁，会不停地往外渗漏。新生血管的自然病程分为3个阶段：活动期、瘢痕期和萎缩期。活动期血管壁仍不成熟，会出现眼底出血。在瘢痕期，新生血管会被视网膜色素上皮细胞覆盖。进入萎缩期后，新生血管周围的脉络膜萎缩灶会逐渐扩大。让我们来看一位患者的病情进展（图1-15-3）。初次检查时，她

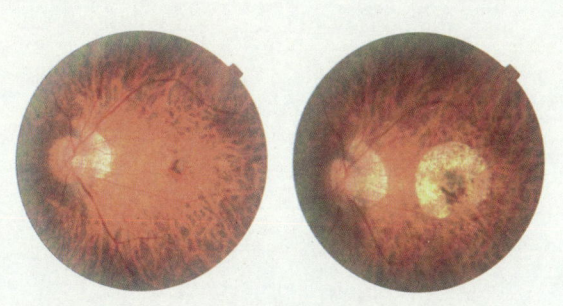

图1-15-3 新生血管导致黄斑萎缩的进展过程

的黄斑处有一个灰黄色病灶伴少量出血，表明有脉络膜新生血管膜。4年后，除了黄斑周围新出现的和扩大的局灶性脉络膜视网膜萎缩外，黄斑处还形成了一种界限分明的、白色的萎缩灶。同时研究也发现，一只眼患有新生血管，另一只眼发生新生血管的风险大大提高。

　　对自己的疾病有一定的了解以后陈大爷很想知道黄斑萎缩这个毛病是不是和白内障一样，通过一次手术就可以恢复原来的视力。然而我们很遗憾地告诉他，目前黄斑萎缩的治疗手段非常有限，这就像是脑梗死一样，部分神经细胞已经在这场战争中死亡，而死亡的细胞没有办法复生，我们能做的就只有保护受伤的以及剩下的健康的神经细胞。陈大爷叹了一口气，都怪自己视力刚开始下降的时候没有重视，以为是老年人的常见病——白内障，拖了这么长时间才来医院，耽误了最佳的治疗时机。

　　我们给陈大爷开了一些滋养神经的口服药物并且嘱咐他虽然黄斑已经萎缩了，但还是要按时来医院复查。因为我们在对高度近视黄斑萎缩的病人进行随访时发现10~20年后病变很有可能会继续进展。这个病例也提醒我们，高度近视的患者，如果出现了明显视力下降的症状，千万不能大意，一定要及时来医院就诊，及时进行干预。

参考文献

[1] Flitcroft DI, He M, Jonas JB, et al. IMI-Defining and Classifying Myopia: A Proposed Set of Standards for Clinical and Epidemiologic Studies[J]. Invest Ophthalmol Vis Sci, 2019, 60 (3): M20-m30.

[2] Ohno-Matsui K, Lai TY, Lai CC, et al. Updates of pathologic myopia[J]. Prog Retin Eye Res, 2016, 52: 156-87.

[3] Ikuno Y. OVERVIEW OF THE COMPLICATIONS OF HIGH MYOPIA[J]. Retina, 2017, 37 (12): 2347-2351.

[4] Ou Xiao, Xinxing Guo, Decai Wang, et al. Distribution and Severity of Myopic Maculopathy Among Highly Myopic Eyes[J]. Invest Ophthalmol Vis Sci, 2018, 59 (12): 4880-4885.

[5] Ohno-Matsui K, Kawasaki R, Jonas JB, et al. International photographic classification and grading system for myopic maculopathy[J]. Am J Ophthalmol, 2015, 159 (5): 877-83.e7.

[6] Muka Moriyama, Kyoko Ohno-Matsui, Kengo Hayashi, et al. Topographic analyses of shape of eyes with pathologic myopia by high-resolution three-dimensional magnetic resonance imaging[J]. Ophthalmology, 2011, 118 (8): 1626-1637.

[7] Du R, Xie S, Igarashi-Yokoi T, et al. Continued Increase of Axial Length and Its Risk Factors in Adults with High Myopia[J]. JAMA Ophthalmol, 2021, 139 (10): 1096-1103.

[8] Kim TY, Lee MW, Baek SK, et al. Comparison of Retinal Layer Thicknesses of Highly Myopic Eyes and Normal Eyes[J]. Korean J Ophthalmol, 2020, 34 (6): 469-477.

[9] Walline JJ, Lindsley KB, Vedula SS, et al. Interventions to slow progression of myopia in children[J]. Cochrane Database Syst Rev, 2020, 1 (1): Cd004916.

[10] Yam JC, Zhang XJ, Zhang Y, et al. Effect of Low-Concentration Atropine

Eyedrops vs Placebo on Myopia Incidence in Children: The LAMP2 Randomized Clinical Trial[J]. Jama, 2023, 329 (6): 472-481.

[11] He X, Sankaridurg P, Wang J, et al. Time Outdoors in Reducing Myopia: A School-Based Cluster Randomized Trial with Objective Monitoring of Outdoor Time and Light Intensity[J]. Ophthalmology, 2022, 129 (11): 1245-1254.

[12] Wolffsohn JS, Flitcroft DI, Gifford KL, et al. IMI - Myopia Control Reports Overview and Introduction[J]. Invest Ophthalmol Vis Sci, 2019, 60 (3): M1-m19.

[13] Ohno-Matsui K, Jonas JB. Posterior staphyloma in pathologic myopia[J]. Prog Retin Eye Res, 2019, 70: 99-109.

[14] Ruiz-Moreno JM, Puertas M, Flores-Moreno I, et al. Posterior Staphyloma as determining factor for myopic maculopathy[J]. Am J Ophthalmol, 2023.

[15] Wang T, Liao G, Chen L, et al. Intelligent Diagnosis of Multiple Peripheral Retinal Lesions in Ultra-widefield Fundus Images Based on Deep Learning[J]. Ophthalmol Ther, 2023, 12 (2): 1081-1095.

[16] Ideyama M, Muraoka Y, Kawai K, et al. Pigmentary lesions in eyes with rhegmatogenous retinal detachment with flap tears: a retrospective observational study[J]. Sci Rep, 2022, 12 (1): 12470.

[17] Hayashi K, Manabe SI, Hirata A, et al. Posterior Vitreous Detachment in Highly Myopic Patients[J]. Invest Ophthalmol Vis Sci, 2020, 61 (4): 33.

[18] Hollands H, Johnson D, Brox AC, et al. Acute-onset floaters and flashes: is this patient at risk for retinal detachment?[J]. Jama, 2009, 302 (20): 2243-9.

[19] 葛坚，王宁利．眼科学［M］. 3 版．北京：人民卫生出版社，2016: 346-347.

[20] Jan M Provis, Philip L Penfold, Elisa E Cornish, et al. Anatomy and development of the macula: specialisation and the vulnerability to macular degeneration[J]. Clin Exp Optom, 2005, 88 (5): 269-281.

[21] Daren Hanumunthadu, Benedicte Lescrauwaet, Myles Jaffe, et al. Clinical update on metamorphopsia: epidemiology, diagnosis and imaging[J]. Curr Eye

Res, 2021, 46 (12): 1777-1791.

[22] Roberto Dell'omo, Francesco Cifariello, Ermanno Dell'omo, et al. Influence of retinal vessel printings on metamorphopsia and retinal architectural abnormalities in eyes with idiopathic macular epiretinal membrane[J]. Invest Ophthalmol Vis Sci, 2013, 54 (12): 7803-7811.

[23] R Gohil, S Sivaprasad, L T Han, et al. Myopic foveoschisis: a clinical review[J]. Eye (Lond), 2015, 29 (5): 593-601.

[24] Ke Zhang, Xiaohan Yang, Zengyi Wang, et al. Observation of macular hole associated with retinoschisis in patients with high myopia[J]. Graefes Arch Clin Exp Ophthalmol, 2023, 261 (1): 57-65.

[25] Yuxin Fang, Tae Yokoi, Natsuko Nagaoka, et al. Progression of myopic maculopathy during 18-year follow-up Ophthalmology, 2018, 125 (6): 863-877.

[26] Kyoko Ohno-Matsui, Ryo Kawasaki, Jost B Jonas, et al. International photographic classification and grading system for myopic maculopathy[J]. Am J Ophthalmol, 2015, 159 (5): 877-83.e7.

[27] Jorge Ruiz-Medrano, Javier A Montero, Ignacio Flores-Moreno, et al. Myopic maculopathy: current status and proposal for a new classification and grading system (ATN)[J]. Prog Retin Eye Res, 2019, 69: 80-115.

[28] 方军, 王雪洁, 钟彬武, 等. 150例老年患者飞蚊症病因分析［J］. 临床眼科杂志, 2004, 12（1）: 5.

[29] 郎雪华, 陈明华, 姚娜. 眼科门诊飞蚊症200例检查诊断分析［J］. 临床眼科杂志, 2014, 22（1）: 75-76.

PART 2

高度近视眼底病检查相关问题

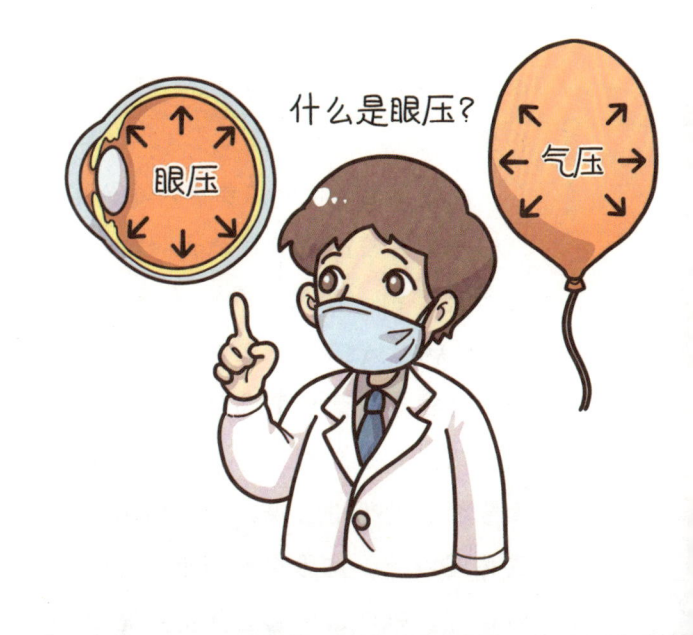

高度近视眼底病：你问我答

问题 **1** 眼底检查为什么要扩大瞳孔？是必须的吗？需要注意什么？

一天，眼科诊室里来了一位患者小王。小王刚接受了单位的定期体检，考虑到小王近视度数较高，体检中心的医师建议小王来到眼科门诊进行详细的眼底检查。接诊医师了解到小王的诉求后，在对眼部进行初步的裂隙灯检查后，提出对小王进行散瞳眼底检查。

为什么眼底检查需要扩大瞳孔呢？小王提出了自己的疑问。

为了解答这个问题，我们需要先了解一下眼科医生是如何对眼底进行观察的。如果把我们的眼球比作一个暗盒，类似相机，那视网膜（也就是我们俗称的眼底）可以理解为这个暗盒内表面的贴纸，而检查眼底就是需要对眼球这个暗盒内表面的贴纸进行观察，包括贴纸的外观纹理，贴纸有无破损等（图2-1-1）。眼球这个暗盒并不是完全封闭的，在暗盒的前面留有一个窗口，使得暗盒外的医生能够透过这个窗口对暗盒内部进行观察，这个窗口就是我们的瞳孔。瞳孔这个窗口越大，眼科医生能够观察到的眼

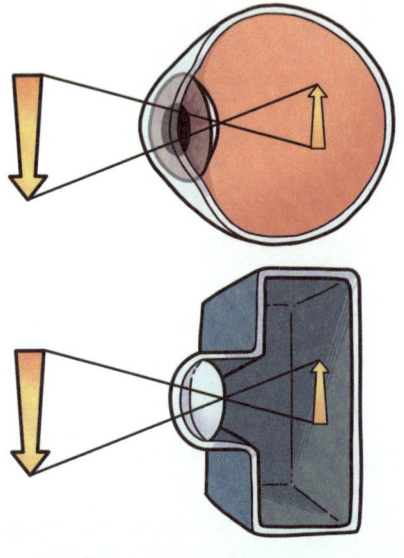

图2-1-1 眼球和相机类比

底范围就越广。当瞳孔较小时，眼科医师仅能对中央较小范围的视网膜进行观察；在瞳孔扩大后，就能观察到更广的范围，使得较为边缘的视网膜也可以被观察到（图2-1-2）。

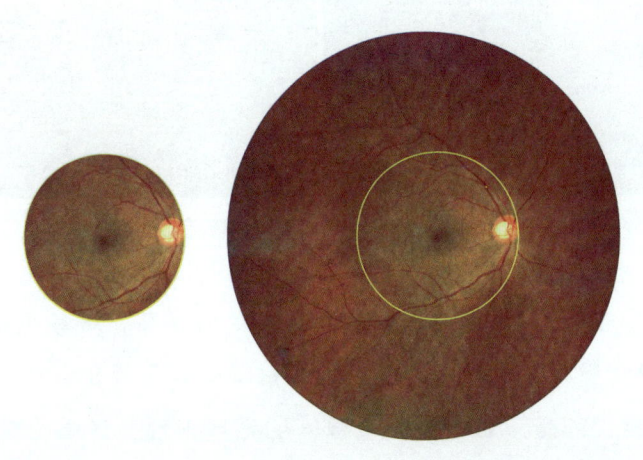

图2-1-2 小瞳孔（左）和大瞳孔（右）下眼底检查可及范围的示意图

小王了解到眼底检查的基本原理后，又提问到："对于高度近视的眼睛来说，仅对中央区域的视网膜进行观察足够吗？"

答案是不够。

高度近视对视网膜的影响范围是非常广泛的：当累及中央区域的视网膜（也就是我们常说的黄斑区），会导致患者视力下降、视物变形、视物遮挡等不适，这种情况因为患者常可自行察觉，容易早期发现病变。除此之外，高度近视还会对周边区域的视网膜造成影响，造成视网膜的变薄，甚至破裂，也就是我们常说的视网膜变性区以及视网膜裂孔（图2-1-3）。这些早期的周边部视网膜病变，患者常常难以自行察觉，需要眼科医生在眼底检查中来寻找；如果遗漏了这些病变，后期可能会造成视网膜脱离进而引起失明的风险。这就对高度近视患者周边区域视网膜的观察提出了较高的要求，因此高度近视的患者仅对中央区域的视网膜检查是远远不够的，而周边区域的视网膜，则要求患者扩大瞳孔后接受检查。

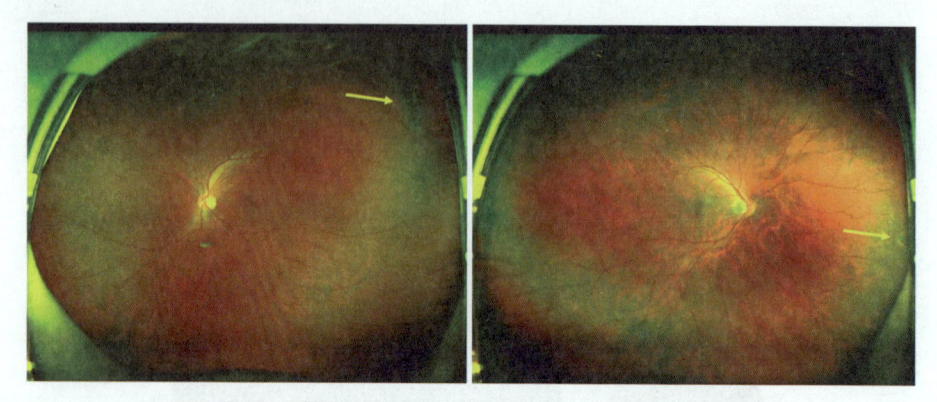

图 2-1-3 视网膜变性区（左，箭头）及视网膜裂孔（右，箭头）

对于散瞳眼底检查，小王仍存有一定的疑惑，继续向医生提问："那所有患者都可以接受散瞳检查吗？散瞳检查是否安全？"

首先要说的是，对于绝大多数人的眼球来说，散瞳检查都是安全的；但是在个别的情况下，散瞳检查会导致眼球内压力的升高（专业上来讲，我们称这种情况为闭角型青光眼）。这种情况在老年人这类青光眼高危人群中较为常见。在这类人群中，散瞳会导致眼内液体流出眼球的通道关闭，继而引起眼内液体积聚过多，最终引起眼球内压力的升高。因此在散瞳检查前，眼科医生都需要对患者的眼睛进行初步检查，评估散瞳诱发青光眼的风险；在散瞳检查后，如果患者出现头痛、眼痛，需及时至检查医师处评估是否出现青光眼导致的眼压升高。

"医生，散瞳检查之后我需要注意些什么？"小王继续提问。

在散瞳之后，会有更多的光线通过散大的瞳孔进入眼内，因此会出现畏光的表现；其次散瞳检查会影响眼球的对焦功能，会出现短暂的视物模糊的症状。因此在散瞳检查后，建议避免直接接触阳光等强光，并在检查后半天内避免驾车等具有危险性的操作机械的工作。不过不用担心，散瞳后的这些不适都是暂时的，不会长期存在。临床上常用于散瞳检查的眼药水是复方托吡卡胺滴眼液，药效持续时间约6小时，6小时后这些不适症状会基本恢复；如果次日还有明显眼部不适，需要至眼科门诊复诊检查。

"好的，医生，我明白了，那我们进行散瞳眼底检查吧。"

小王在了解了散瞳检查的原理及注意事项后，配合医生进行了散瞳眼底检查；非常幸运的是，经过医生的仔细检查，小王的眼底并没有明显的视网膜病变，小王安心地离开了诊室。

高度近视眼底病：你问我答

> **问题 2** 什么是眼底照相？普通眼底照相和超广角眼底照相有什么区别？

相信大家在日常生活中都接触过照相机，我们可以通过镜头记录生活中的美好瞬间，以此留念。眼底照相顾名思义就是利用眼底照相机对眼底进行快速准确的记录。眼底照相的出现极大地帮助了眼科医生对眼底疾病的认识和治疗。在过去医生们对眼底病变只能凭印象进行大致的描绘，记录方式费时费力，还有可能描述不准确；不同检查者的描述之间也可能存在较大的差异。眼底照相技术的出现能够以最快、最准确的方法把病变的发生发展情况真实地记录下来。

1. 为什么照相机可以直接拍摄眼底呢？

眼底是眼睛的一部分，位于眼球的后部，藏在黑眼珠的内部，需要借助工具才能对其进行观察。眼球的最前端是透明的角膜，与白色的巩膜以及透明的结膜相连构成眼球的外壁。或许有人会疑惑，既然角膜是透明的，为什么我们平时看到的眼珠子是有颜色的？其实我们看到的眼珠颜色来源于角膜后部的虹膜，根据人种的不同，虹膜的颜色也有所不同。亚洲人普遍为棕色或者褐色，而欧美人则常见蓝色。如果将眼球比作一座房子，角膜就是玻璃窗，而虹膜就起到了窗帘的作用，虹膜的肌肉根据光线的强弱来调节瞳孔大小，以控制进入眼内的光线量。与虹膜相邻的是晶状体，再往后是玻璃体。在生理情况下，由角膜、房水（充满角膜与虹膜之间空间的液体）、晶状体以及玻璃体等组成的屈光间质保持透明状态，医生可以借助一些工具，如前置镜、间接检眼镜、直接检眼镜等，透过瞳孔观察眼底的情况，就像平时透过一座房子的窗户来观察房屋内的情况（图 2-2-1）。

2. 眼底照相的原理

相信大家平时都有这样的经验，如果一间房屋没有光源，我们很难看清室内的情况。此时如果我们拿一个手电筒，那么我们就能看到手电筒照到的地方。同样的，我们想要观察到眼球内部的情况，需要一路与观察光路一致的照明光路。眼底照相机的原理是利用照明系统发射的照明光线通过瞳孔照亮眼底视网膜，同时利用成像镜头和相机拍摄眼底影像。Carl Zeiss 于 1926 年首次使用眼底照相机获得了 20° 范围的眼底相片。随着科技的不断发展，眼底照相已经发生了翻天覆地的变化。设备以及成像质量不断提高，图像越来越清晰，成像速度越来越快，拍摄的角度不断扩大，从最开始的 20° 到现在的 30°（眼底照相标准）、45°、60° 甚至是超广角眼底照相的 200°（图 2-2-2；图 2-2-3）。

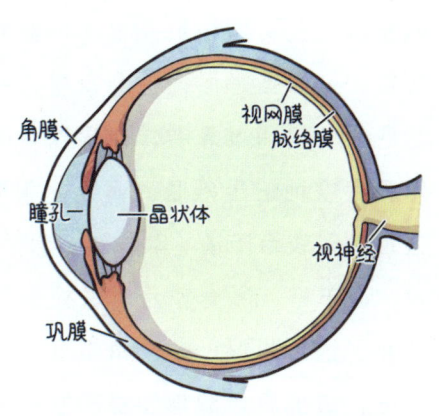

图 2-2-1 眼球自前向后的剖面图

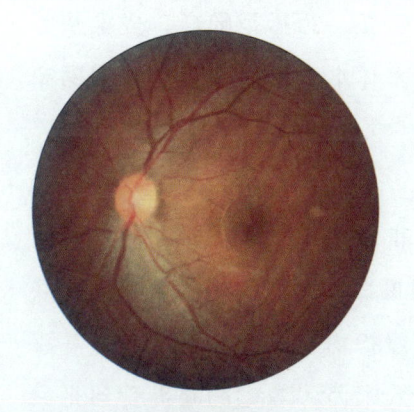

图 2-2-2 普通眼底照相（45°范围）

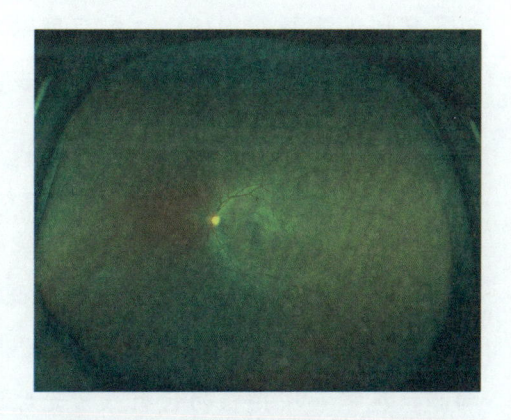

图 2-2-3 超广角眼底照相（200°范围）

3. 普通眼底照相和超广角眼底照相的区别

目前临床上最常用的眼底照相机是拍摄范围达30°到45°的眼底照相机，此类照相机通常使用普通的照明光源，优点是眼底照的色彩较真实，缺点是成像范围有限，对于后极部的病变比较适用。普通的眼底照相机通过患者转动眼球可以获得各个象限的眼底图像，拼图后可更完整地记录眼底的病变。但即便进行9个方位的照相拼图，也无法拍摄到较为周边（赤道部，赤道部以前至锯齿缘）的视网膜。

近年来，激光作为眼底检查的光源应用于眼底照相机，从根本上改变了这种情况。超广角眼底成像技术是以激光共聚焦扫描检眼镜为基础，成像原理利用了椭圆共轭焦点的特性。我们知道，椭圆形有两个共轭焦点，从一个焦点反射的光线必然通过另一个焦点。超广角成像技术利用该原理，将激光扫描头和被检眼分别放置于椭圆形的两个焦点位置，这样从一个焦点处发射的低能量激光束可准确射入瞳孔。随着激光扫描头精确而稳定地围绕共轭焦点旋转，视网膜的不同位置可以被激光束完整扫描，从而实现小瞳孔（瞳孔直径3mm及以上）下一次性大范围对视网膜进行成像；扫描范围可达200°，为80%视网膜面积，可观察到涡静脉以前的视网膜远周边部。超广角眼底成像技术相较于传统的眼底照相相比，具有免散大瞳孔、拍摄范围广、成像快等特点，尤其适用于门诊的眼底预检查、大样本流行病学筛查、视网膜远周边部病变的观察等。

4. 做眼底照相检查一定要散瞳吗？

答案是否定的。做眼底照相检查并非一定要散瞳，如超广角眼底照相只要瞳孔大于3mm即可进行眼底成像。如果是单眼需要拍摄眼底照，可以不散瞳。但如前文所说，眼底照相均有一照明光源会照亮视网膜，在第一次拍摄时会有很多光线进入眼内，双眼的瞳孔受到光线的刺激会相应收缩，此时如果需要重新拍摄患眼或者需要拍摄对侧眼时可能会因为照明光线进入眼内过少而导致眼底照片成像不佳，常表现为照片局部暗影，眼底细节无法显示。因此，如需双眼成像或眼睛配合检查不佳的情况，建议还是散瞳后进行检查，可以缩短检查时间，提高成像质量。

  眼底照相是眼科医生不可或缺的工具，能够快速准确地记录眼底病变，在疾病的诊断以及随访中都发挥了极大的作用。眼球是全身唯一能够在活体上直接实时地观察其内部结构的器官，高血压、糖尿病、某些血液病等均会出现眼底改变，因此通过眼底检查可以一定程度上反映病人的全身情况。通过眼底照相，视网膜、脉络膜、黄斑区、视神经的改变一目了然，这能够帮助我们快速找到病变，可谓"眼底一张照，眼病早知道"。超广角眼底照相的发明，使得视网膜周边的病变检出率大大提高。高度近视患者由于眼轴的增长，通常在周边会出现视网膜变性或视网膜裂孔，这些都是视网膜脱离的高危因素。因此高度近视患者应当至少每年检查一次眼底，做到早发现，早治疗，最大限度地保护视力。

问题 3 什么是OCT？就是眼睛做CT吗？

李阿姨是一位退休在家的中学教师，双眼近视有800度左右；近期她自觉左眼眼前正中央出现了黑影，想看哪儿黑影就跟到哪儿，因此来到了眼科门诊求助于医生。医生耐心听她描述完自己的症状，给她开具了相关的检查，其中一项是眼底OCT检查。

李阿姨提出了她的疑惑："眼睛也能做CT吗？"

接诊医生纠正了李阿姨的说法："阿姨，这个检查和CT检查不同，是眼底视网膜的光学扫描检查，叫OCT。"

那么我们来看看，究竟什么叫OCT检查。

OCT全名叫做光相干断层扫描成像（Optical Coherence Tomography），我们可以利用这项检查对视网膜的细微断层结构进行直接的观察。那OCT是如何呈现视网膜的断层结构的呢？

OCT的工作原理与超声波检查类似，只是使用光波代替声波来产生图像。视网膜的各个层次都可以对光线进行反射，由于各个层次所处的位置、对光线的反射强度不同，反射回归的光线具有相应的位置及强度特征，使用计算机对反射光线进行处理，就可以显示出被成像组织的各层显微结构（图2-3-1）。就类似于医生使用扫描仪，对视网膜的断层结构进行扫描，进而判断视网膜是否出现了相应的病变。OCT的出现为眼科医生们展现出了视网膜前所未有的层面，甚至可媲美视网膜活体组织切片，帮助眼科医生们更早发现视网膜疾病，更加深入了解视网膜疾病。

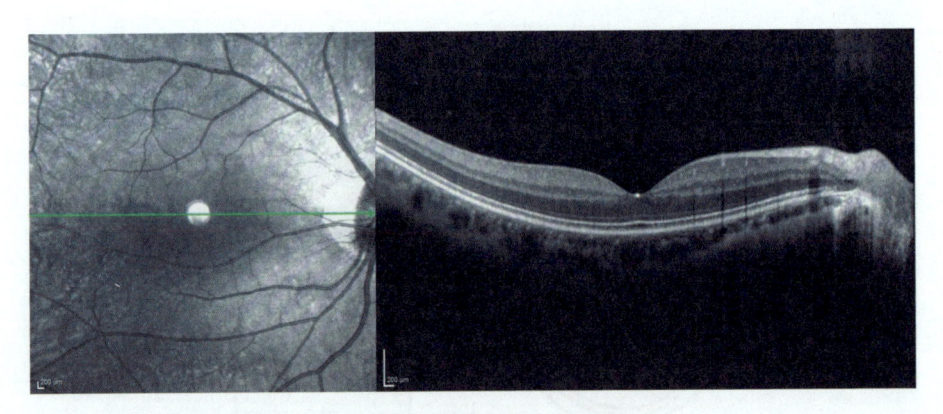

图 2-3-1　正常黄斑OCT示意图

李阿姨点了点头，又继续向医生提问："那这个OCT扫描，也会和CT扫描一样，会有辐射影响吗？"

我们知道，CT检查是利用X射线进行成像，X射线的电离特性带来了辐射相关的风险；而眼部OCT是使用近红外光的反射来进行成像，近红外光没有电离作用，因而不会带来辐射相关的危害。长时间的近红外光照射对人体可能产生热辐射带来的灼伤，但OCT眼部检查非常迅速，常常在数秒钟之内就能完成，因此其热辐射效应对于视网膜的影响也是微乎其微的，对眼部基本没有伤害。

"医生还开具了一项眼底照相检查，这个检查可以替代OCT检查吗？"李阿姨继续询问。

眼底照相和眼底OCT的检查侧重面其实是不同的，侧重两个维度，不能互相替代。视网膜是一个立体的结构，临床上医生需要从不同的角度对视网膜的病变进行观察和评估；眼底照相是从正前方对视网膜进行观察，而OCT则是对视网膜内的各个层次进行断层观察。如果把视网膜比作一块切片蛋糕，眼底照相给医生展示的就像从蛋糕的上方对蛋糕的外观进行记录，而OCT则是从蛋糕的侧面，去观察切片蛋糕的各个层次（图2-3-2）。

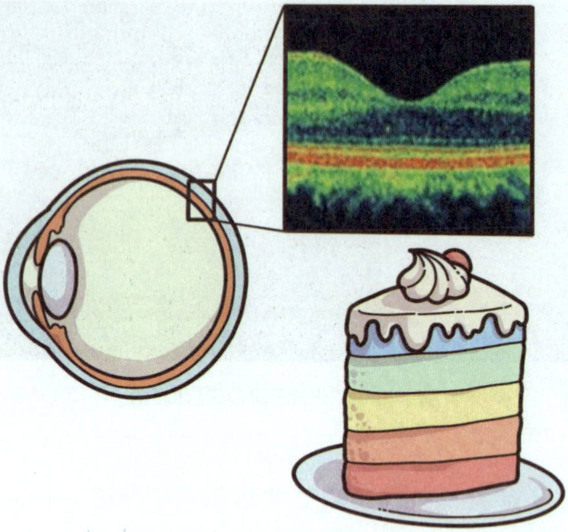

图 2-3-2　OCT和切片蛋糕类比图

"好的好的，那我先去完成检查，再回来给医生看报告。"听完了医生的耐心解释，李阿姨放下了心中的疑惑，前往检查室进行OCT检查。

问题 4　为什么OCT报告有的是彩色，有的是黑白？

不一会儿，李阿姨就带着她的OCT检查报告回到了医生诊室；一进诊室，就拉着医生说道："医生啊，我这个报告怎么和后面患者从其他医院带来的报告看起来不一样啊？别人都是彩色的报告，看起来更高级，而我这张是黑白的。和彩色的报告相比，黑白的报告会不会遗漏更多的检查细节啊？"

医生笑了笑："阿姨，您观察得真仔细。要想知道彩色报告和黑白报告有什么区别，我们先得了解一下报告图像中这些色彩代表的意义。"

前面已经提到，OCT检查可以将视网膜的断层扫描成像呈现给医生；视网膜由多层神经细胞构成，OCT检查如何将这些层次区分开来呢？

在OCT成像的过程中，不同层次的结构对仪器检查光线的反射强度有所差异，正是这些差异使得我们能够将视网膜的不同层次区分开来。在正常的视网膜组织中，不同层次结构反射光强度的不同，使得医生能在OCT图像中识别不同的视网膜层次；而在病变的视网膜组织中，不同类型的视网膜病变有着不同的反射光强度，这可以将病变的视网膜组织与正常组织区分开来，同时也能对病变的性质给出一些提示。

那在OCT的报告图像中，如何体现出不同结构对应的不同反射光强度呢？经过计算机的处理，不同结构对应的反射光强度的差异能够以不同色彩的方式呈现给医生，其中有两种常用的形式，一种就是彩色形式（色阶形式），另一种黑白形式（灰阶形式）。

在以色阶形式呈现的彩色OCT图像中，白色-红色表示高反射的结构，绿-蓝色表示低反射结构，黑色表示极低反射的结构。在以灰阶形式呈现的黑白OCT图像中，白色表示高反射的结构，颜色越深越接近黑色则代表着反射越低的结构（图2-4-1）。

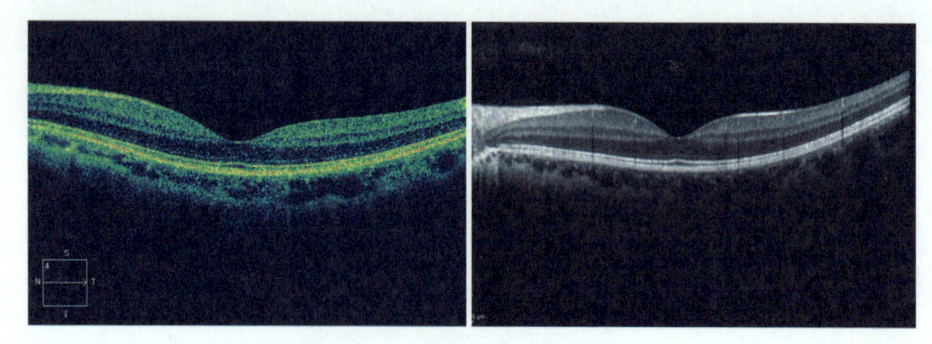

图2-4-1 彩色和黑白OCT对照图

那这两种不同类型的报告是否如李阿姨说的那样，彩色报告更高级，能够提供更多的信息呢？

其实在日常诊疗的大多数情况下，彩色和黑白的报告都能够提供足够的诊疗信息，基本可以通用。不过与李阿姨的认识恰恰相反，与彩色报告相比，反而是黑白报告能够提供更多的细节信息。因为黑白报告的灰阶呈现方式，其灰度的分阶较彩色报告的色阶分阶更加精细。所以对于一些对局部细节呈现要求较高的疾病，黑白的报告其实是要优于彩色报告的。

"哦，我明白了，原来我的黑白报告并不比彩色报告差。"李阿姨笑了笑，把手中的报告递给了医生。

问题 5　病人如何简单理解OCT检查报告？

"医生，我的这个OCT检查报告有问题吗？"李阿姨急迫地询问道。

"阿姨您别急，要想知道OCT检查的结果有没有问题，我们需要先简单认识一下正常黄斑区的OCT扫描图像。"

首先，我们需要从大体上去把握黄斑区正常结构在OCT检查报告中的外观：正常的黄斑区在OCT上表现为"双峰一谷"的形态，即两座山峰和中间的山谷（图2-5-1）。中间的山谷对应的视网膜区域是我们正中心的视网膜，与我们的视力密切相关，在眼科术语中我们将其称作"黄斑中心凹"。当眼部视网膜出现病变，"双峰一谷"的形态也常常出现变化，山谷的增厚和抬高往往对应着视网膜的水肿，而山谷的消失则往往对应着局部视网膜组织的萎缩或缺失。

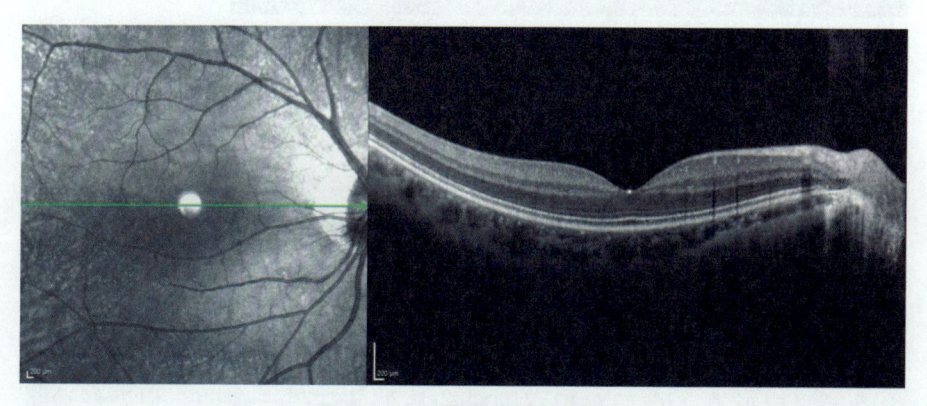

图2-5-1　正常黄斑OCT图像

在大体上把握住黄斑区正常的OCT图像外观后，我们还需要对黄斑区视网膜的各个层次进行观察。在OCT扫描图像上，我们可以观察到黄斑区视网膜由十层连续的光带构成，这些不同的光带代表着视网膜内部不同的解剖层次（图2-5-2）。在正常的视网膜中，各条光带是完整、连续、均匀、紧密相贴的；当出现视网膜病变时，可以观察到其中一些光带出现断裂、厚度改变、反射强度改变、相邻的条带中出现新的分割腔隙，甚至出现新的条带。对OCT图像中视网膜各个光带进行仔细观察，我们常常就能对疾病发生的层次和性质进行初步的判断。

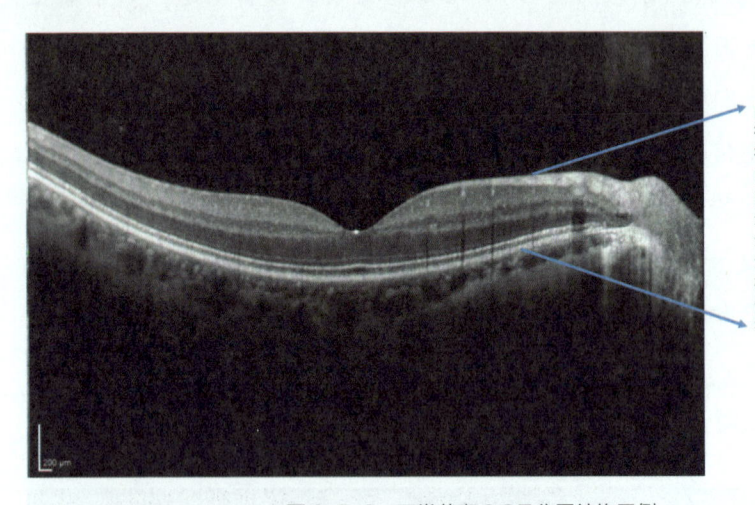

图2-5-2　正常黄斑OCT分层结构示例

"好了，我们现在已经了解了OCT检查报告解读的基本原则，那让我们使用这些原则，来认识一下常见的黄斑疾病吧。"

首先来看下面这张检查报告（图2-5-3）。我们先对黄斑区的"双峰一谷"的大体外观进行评估，发现这名患者"山谷"消失变平了，说明这名患者黄斑区的结构出现了异常。接下来让我们对视网膜的各个条带进行观察，我们发现视网膜的各个条带是连续的，但是部分条带厚度略有增加，在视网膜的最上层（医学上我们称之为最内层）出现了一条新增的白色（高反射）条带，这就是这名患者黄斑区结构改变的罪魁祸首。这名患者的黄斑表面生长出一片病理性的膜状结构，导致患者出现了黄斑病变，我们称这类疾病为黄斑前膜。

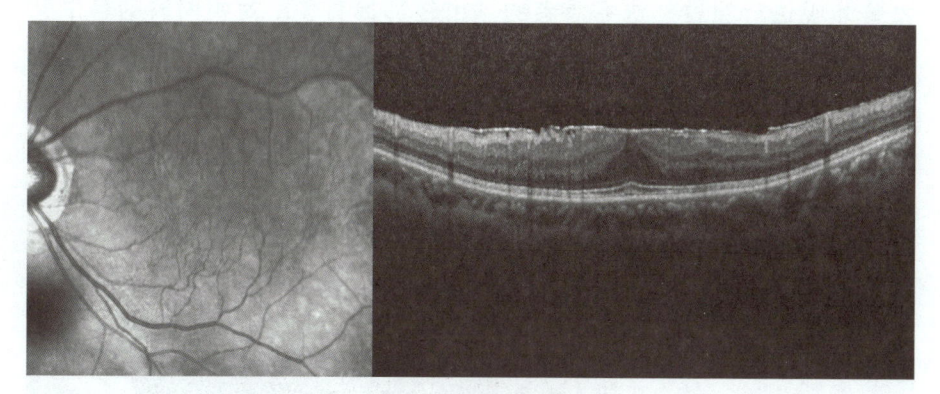

图 2-5-3 黄斑前膜

下面这张图片是另一位患者的黄斑 OCT 检查结果（图 2-5-4）。首先对大体外观进行观察，这名患者的"山谷"也消失变平了，说明这名患者黄斑区的结构出现了异常。接下来对视网膜的各个条带进行观察，我们发现部分条带明显增厚且呈现"裂开"的状态，同时视网膜的下层（医学上我们称之为外层）出现了低反射的黑色区域。这名患者由于高度近视，眼球增长，视网膜的强度无法承受眼球增长带来的拉伸，进而出现了视网膜层次的裂开（医学上我们称之为黄斑劈裂），部分视网膜甚至与眼球壁出现了分离（医学上我们称之为视网膜脱离）。这位患者是一名高度近视黄斑劈裂合并视网膜脱离的患者。

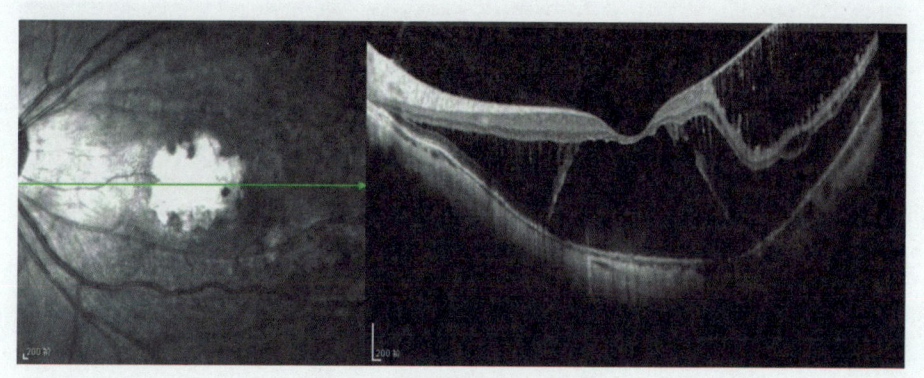

图 2-5-4 黄斑劈裂伴中心凹脱离

趁热打铁，我们再来看另一张黄斑OCT图像（图2-5-5）。首先对大体外观进行观察，这名患者的"山谷"抬高了。对视网膜的各个条带进行观察，我们发现视网膜的各个条带基本完整连续，但是视网膜的下层（医学上我们称之为外层）出现了团状中-高反射的病灶；正是这团病灶将上方的视网膜组织向上推顶，导致了"山谷"的抬高。这样的病灶在高度近视中并不少见，常见的原因是眼底的出血或眼底新生血管团的形成。

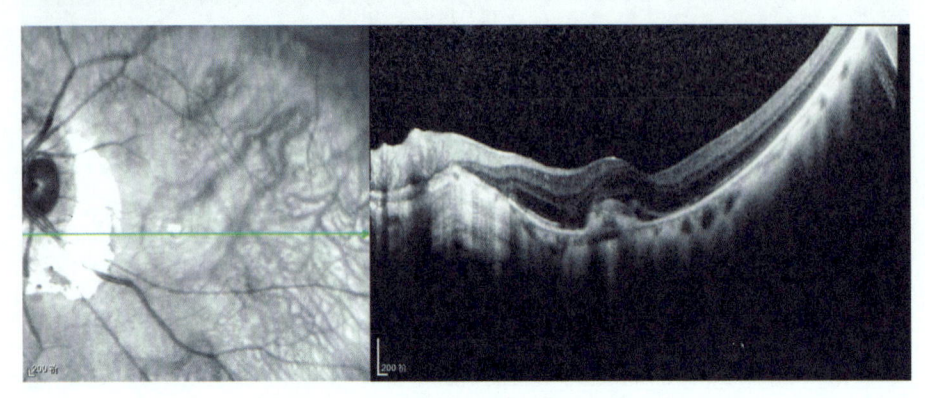

图2-5-5 黄斑区脉络膜新生血管

最后再来看一张OCT图像（2-5-6）。对大体外观进行观察，这名患者的"山谷"塌陷消失了；对视网膜的各个条带进行观察，我们发

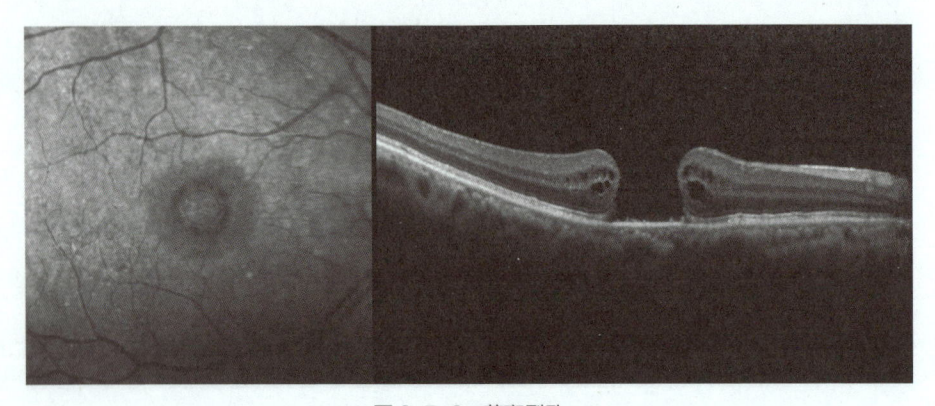

图2-5-6 黄斑裂孔

现视网膜的各个条带，在原"山谷"的区域都出现了中断。这名患者的黄斑区视网膜，在正中心的区域完全裂开了，我们称这类疾病叫"黄斑裂孔"。

刚刚我们已经初步了解了如何简单地理解OCT检查报告，现在我们来看一下李阿姨的检查报告（图2-5-7）。请各位读者们使用前面学到的知识，对李阿姨的检查报告做初步的解读，答案会在后面揭晓。

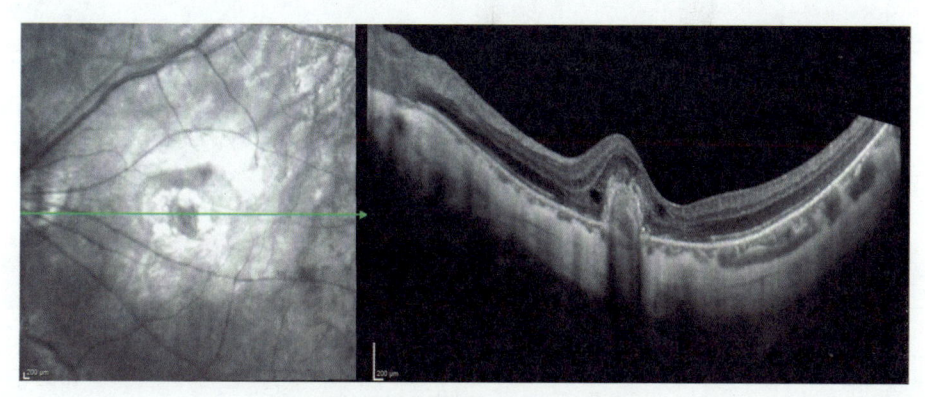

图2-5-7　李阿姨的黄斑OCT检查结果

答案：李阿姨的OCT图像中，"山谷"出现了抬高，视网膜的各个条带基本完整连续，但是视网膜的下层出现了团状中-高反射的病灶。李阿姨可能出现了眼底出血或异常的眼底新生血管团。

高度近视眼底病：你问我答

问题 6　为什么治疗前后都要做OCT？

李阿姨在接诊医生的耐心解释下，初步了解了OCT检查的原理和报告的解读；这位充满好奇心的好学阿姨，又拉上医生提出了她新的疑惑："医生啊，我看前面这位患者，拿了好几张OCT报告，有这次的，还有上次的。这个OCT检查每次都需要做吗？"

医生笑笑答道："阿姨，你说得对，OCT检查有的时候是需要反复做的，其中的原因有好几个方面。"

我们需要知道，某个时间段的OCT检查结果，只能体现当时的眼部状态。对于一些病情较轻的眼睛，医生常常建议定期随访观察；因为随着时间的推移，眼部的情况也可能出现变化，在这种情况下，对眼睛复查OCT检查可以了解眼部最新的病情和状态。

对于一些病情较严重的眼睛，常常需要接受药物或者手术治疗；在这种情况下，治疗前的OCT反应了患者初始的病情，治疗后对OCT检查进行复查，可以了解眼部病情的现状。治疗后的OCT检查既可以评价治疗的效果，还可以帮助医生判断是否还需要后续进一步的治疗。

下面这套图展示了一位因高度近视眼底新生血管引起视力下降患者治疗前后的OCT图像（图2-6-1）。根据上一章节的讲解，我们已经可以初步阅读OCT检查结果：治疗前OCT提示黄斑区视网膜下团状新生血管生成，这是导致患者视力下降的主要原因；患者接受玻璃体腔注药治疗后一个月，复查OCT提示团状新生血管较治疗前有消退，提示治疗有效；但是消退并不完全，提示可能还需要进一步的注药治疗。

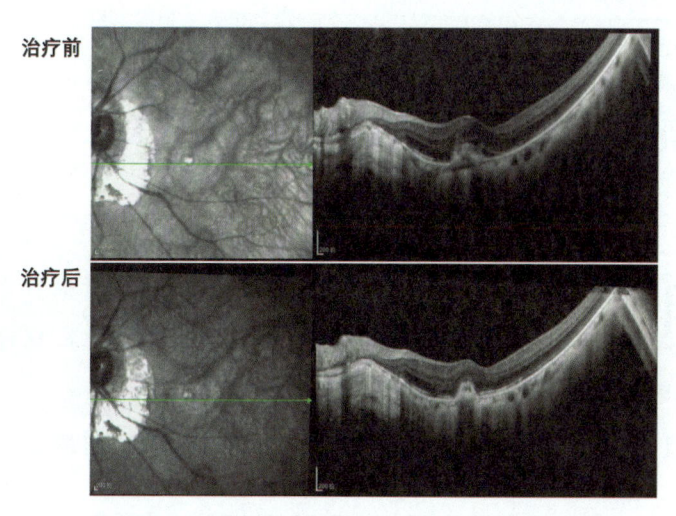

图 2-6-1 高度近视脉络膜新生血管治疗前后OCT图像

问题 7 什么是OCT血管成像？

回到李阿姨的故事，李阿姨将自己的OCT检查报告给医生阅读后，医生解释道："阿姨，根据你的OCT扫描结果，引起你视力下降的原因大概率是眼底出血。"

"眼底出血需要怎么治疗啊？治疗效果如何？"李阿姨急迫地询问道。

"阿姨您先不要着急，眼底出血常见的原因有两种，这两种情况治疗的方法略有不同。为了明确具体的病因，建议您再去完善一项检查吧，这项检查叫做OCT血管成像。"

"OCT血管成像是什么检查？和之前做的OCT不一样吗？"李阿姨一脸疑惑。

"阿姨，要搞清楚这个问题，我们需要从眼底出血这个疾病讲起，您听我慢慢解释。"医生耐心地安慰解释道。

高度近视相关的眼底出血主要有两种类型。一种是单纯型眼底出血，不伴有眼底异常新生血管的形成。高度近视眼球不断拉长，部分眼底组织及血管结构在延伸过程中出现破裂而使血液溢出，是单纯性眼底出血发生的主要原因。在这种单纯型的眼底出血中，少量的出血常常可以逐渐自行吸收，因此对患者的视力影响常常是一过性的，预后较好。另一种眼底出血叫做新生血管型眼底出血，这种情况出血的来源是眼底的新生血管团。新生血管团形成的原因也和高度近视眼球的不断拉长有关，但是新生血管团是不健康的血管组织，十分脆弱，一旦形成就容易破裂出血，如果不及时进行干预治疗，这些伴有新生血管团的眼底出血就容易瘢痕化，造成严重的视力损伤（图2-7-1）。

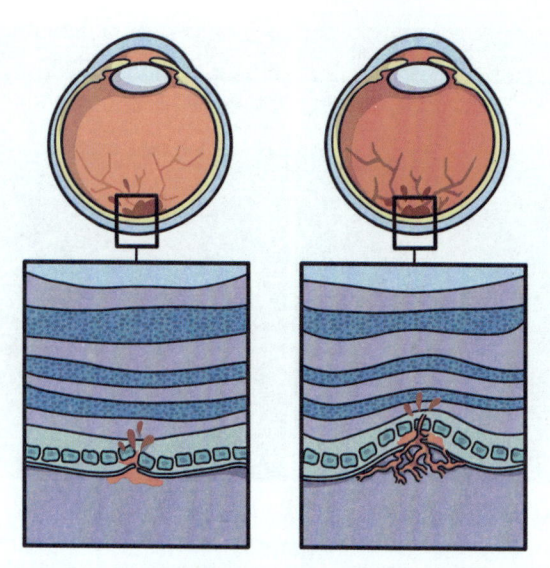

图 2-7-1　单纯型眼底出血（左）与新生血管型眼底出血（右）

因此当出现高度近视眼底出血时，准确地评估有无异常的新生血管团的形成，就显得尤为重要。OCT 血管成像（OCTA）就是这样一项技术，能够便捷地帮助我们寻找异常的新生血管团。

OCT 血管成像又叫做 OCT 血流成像，因为其成像机制在于捕获血管内的血流信号，这项技术能够无创地对活体组织的微血管循环进行成像。OCT 血管成像的基本原理是从组织反射的光信号中，分离出静态组织反射的稳定信号及运动颗粒（红细胞）反射的不规则信号，使用计算机对反射的静态信号及运动信号进行处理，就能通过红细胞的运动信号描绘出检测组织的血流信号，进而描绘相应的血管形态。

如果眼底出血是来自于眼底新生血管团，在 OCT 血管成像检查下，我们可以发现异常的新生血管形态，它们常常呈花团状，具有典型的特征；如果出血仅是单纯血管破裂引起，在 OCT 血管成像检查下，则不会观察到异常的新生血管团结构（图 2-7-2）。区别这两种情况，可以指导医生后续的治疗。

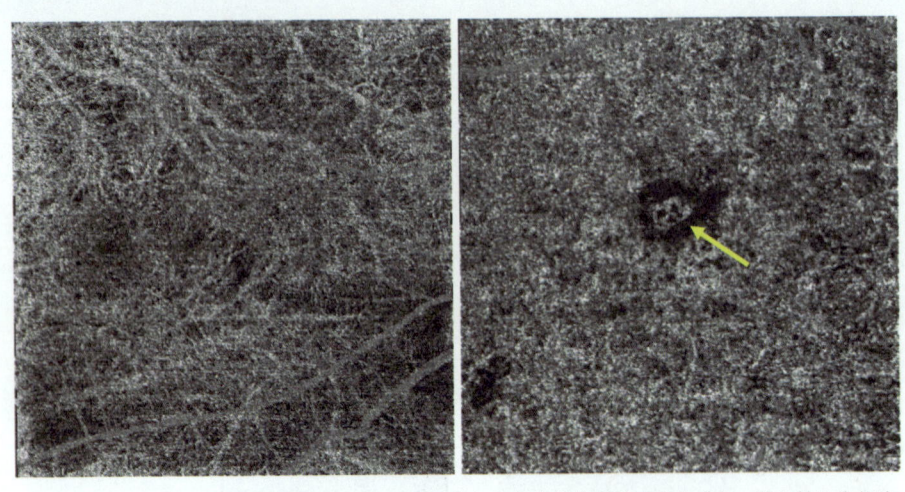

图 2-7-2　OCTA扫描中的单纯型眼底出血（左）与新生血管型眼底出血（右，黄色箭头为新生血管团）

"好的医生，那我先去完成OCT血管成像这项检查。"李阿姨十分配合。

不过一会儿，李阿姨就带回了她的OCT血管成像报告；在报告中，我们可以清晰地看到在眼底出血的区域，已经形成了花团状的新生血管团（图2-7-3），因此李阿姨属于第二种眼底出血的情况，需要进行更加积极的治疗。（详见PART 3）

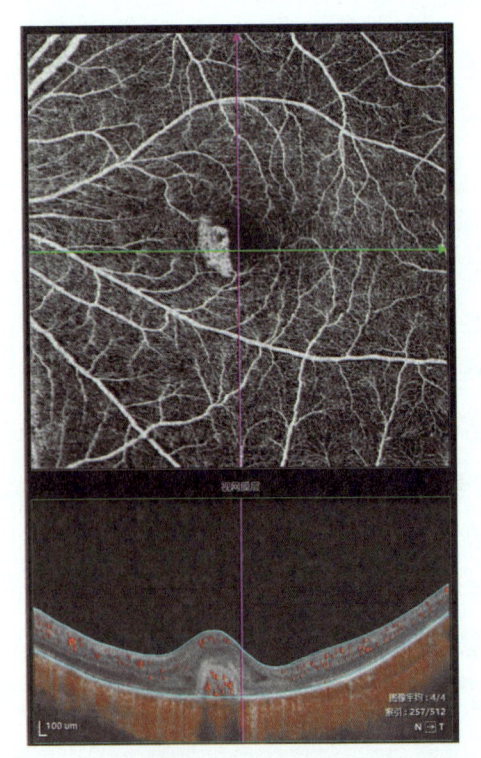

图 2-7-3　李阿姨的OCTA检查提示新生血管团的形成

问题 8 什么是眼底荧光血管造影检查？有过敏体质的能做吗？

眼底是全身唯一能够直接无损地动态观察到动脉、静脉和毛细血管的部位，许多与血管变化相关的全身疾病常常能够从眼底血管及其所波及的视网膜、脉络膜的变化找到诊断的依据，因此眼底又被称为人体健康的"窗口"。

常规眼底检查一般只能静态地观察眼底的表层改变，而无法深层次地了解病变发生的原因。眼底荧光血管造影检查通过静脉注射造影剂，利用高分辨率摄影机动态记录视网膜脉络膜循环的情况，因此荧光血管造影的拍摄需要耗时10-30分钟。眼底荧光血管造影有两种，一种是以荧光素钠为染料，波长490nm的蓝色可见光为激发光的荧光素眼底血管造影（fundus fluorescein angiography, FFA）；另一种是以吲哚菁绿为染料，波长805nm的近红外或红外激光为激发光的吲哚菁绿眼底血管造影（indocyanine green angiography, ICGA）。

自1961年FFA出现以来，眼底荧光血管造影检查已经被广泛应用于眼底病的临床诊断、疗效观察、发病机制研究，成为诊断眼底病的重要检查手段之一。那么这两种造影有什么不一样呢？

首先我们简单地了解一下眼底的组织结构。眼底部位的眼球壁由视网膜、脉络膜和巩膜构成，视网膜组织又可以分成十层，其中内九层呈透明，能够非常清晰地看到穿过视网膜的血管，最外一层的结构称为视网膜色素上皮（RPE）。RPE的细胞质中包含色素颗粒，能够减少来自巩膜的反射光，使得视网膜的成像更加清晰，但也会遮挡其后方的脉络膜组织。FFA自应用于临床以来在视网膜疾患以及RPE病变的诊治中展示出了重要的临床价值，但是它对脉络膜疾患的观察却有很大的局限性。一方面是因为FFA的蓝色激发光为可见光，穿透力有限，难以穿透脉络膜和RPE的色素、出血、渗出等病变，另一方面荧光素分子能够从正常的脉络膜毛细血管内皮孔隙渗漏出来形成弥漫的背景荧光，也阻挡对脉络膜深层结构的进一步观察。20世纪80年代起开展的ICGA则恰好弥补了这些不足。ICGA以吲哚菁绿为染料，利用近红外或红外光作为激发光。ICGA的染料吲哚菁绿比FFA的染料荧光素钠分子量大，并主要与血浆中较大分子形状的高密度和低密度脂蛋白结合，形成较大体积的ICG-血浆蛋白复合体，所以极少从脉络膜毛细血管中漏出。ICGA的激发光为近红外或红外光，穿透力也优于FFA。因此，ICGA作为FFA的补充技术，能够在活体上较好地观察脉络膜血管构造。在1995年的时候，Bischoff等研制出了FFA和ICGA的同步造影，将两种染料混合后一同注入静脉，通过装有两种波长系统的成像设备同时接收清晰的FFA以及ICGA图像，并分别记录。在临床工作中，医生通常会通过对病情的判断来为患者选择开具适当的造影检查。

并不是所有人都可以进行造影检查，在进行检查前，医生会详细询问患者既往病史以及相关情况，特别是过敏史，以判断是否能够进行造影检查。那么哪些情况是造影检查的禁忌或者需要慎做造影检查呢？

通常来说造影检查需要散瞳，因此有散瞳禁忌的人尽量不要做造影，如浅前房的人散瞳可能会引起青光眼大发作；这些患者可以先接受青光眼激光治疗，解除浅前房的危险后再行造影检查。有严重高血压、心血管疾病、严重肝肾功能不良者以及妊娠妇女禁忌或谨慎进行FFA和ICGA检查。由于ICG制剂含有少量碘，故对碘剂、贝壳类食物过敏的人禁忌做ICGA检查。虽然造影剂与青霉素以及磺胺类药物没有明显的交叉反应，但对这两类药物有严重过敏史的人应谨慎行眼底造影检查。有研究表明，有过敏史的人相比无过敏史的人更容易在造影检查中发生过敏反应，且过敏表现更严重。因此过敏体质的人尽量不要做造影检查，有过严重过敏反应（如过敏性休克、喉头水肿窒息等）的人应禁忌做造影检查。

荧光素钠以及吲哚菁绿是不参与机体代谢，不被人体吸收的无毒性有荧光特性的染料，在注射后发生的不良反应以及副作用很小。FFA常见的不良反应有：①一过性的胃肠道反应，如恶心、呕吐等，通常在注射后30-60秒出现；通过放松、深呼吸等通常能够缓解；②荨麻疹、支气管痉挛以及休克等严重的过敏反应；如果在造影过程中出现严重的不舒适的感觉一定要及时向检查医师反映，以便及时采取救治措施；③荧光素不慎外漏，可能会造成皮肤黄染、疼痛；在发生当时可冷敷，24小时后改热敷，通常能够消散。荧光素钠大部分通过肾脏随尿液排出，小部分经过胆道排出，故FFA检查完成后，6-12小时内有皮肤黄染，24-36小时内尿液变黄属于正常现象，无须紧张。ICGA较FFA更为安全，仅少数患者（0.2%-0.65%）会出现恶心、荨麻疹、瘙痒、便意、静脉疼痛、低血压等不良反应，但也有发生过敏性休克等严重不良反应的报道。总的来说荧光造影检查发生不良反应的几率极低，如有发生须及时告知检查医师，以便能够尽早采取措施，避免发生严重的意外。

近年来飞速发展的光相干断层扫描血管成像（OCTA）能够在活体上无创快速地对眼底血流进行成像，因此在某些情况下能够一定程度上代替眼底荧光血管造影检查。假如因身体情况不适合做造影检查，可以酌情选择OCTA来指导诊断与治疗。

问题 9　眼底出血一定要做眼底荧光血管造影吗？

"医生，我早上起来突然发现右眼看不见了，感觉好像被一摊黑色的影子挡牢了，怎么办呀？我这个会不会瞎呀？"抬头一看，这略带哭腔的声音来自一位戴眼镜的女性患者，约摸30岁出头的样子。

"不着急，先请坐。"医生一边安慰患者，一边请她详细描述自己的眼部情况并进行检查。通过检查医生发现她的右眼眼底呈豹纹状改变，视盘旁边有萎缩弧，是典型的高度近视眼底改变。右眼的黄斑区同时可以观察到一处类圆形的红色病灶（图2-9-1），可以判定她有黄斑出血的情况。

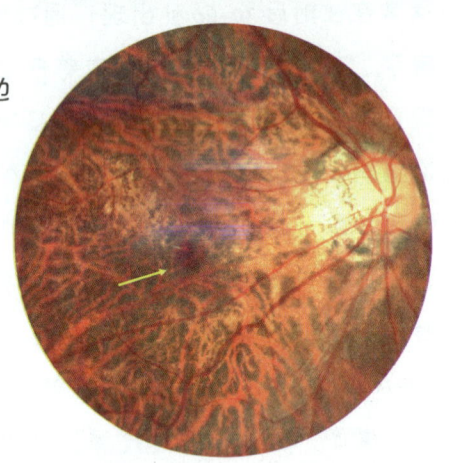

图2-9-1　高度近视黄斑出血眼底照

高度近视的患者由于眼轴过度增长，脉络膜和视网膜会发生损伤。在日常生活中，我们都有这样的经验，一个气球在充气的过程中会变得越来越大，气球也会越来越薄，过度充气的情况下气球还有可能出现破裂。同样的，高度近视的患者眼轴通常较长，眼球后部不断扩张，眼底结构也逐渐变薄。在我们的眼底，视网膜与脉络膜之间有一层弹力膜，称作Bruch膜。随着眼轴的增长，Bruch膜会逐渐变薄，甚至破裂。破裂的Bruch膜形成了眼底的漆裂纹。漆裂纹的发生和发展会造成高度近视患者的黄斑出血。这类出血通常位于中心凹处，稠密、圆形，位置较深，因此对病人来说会造成明显的视力下降，视物暗点，可伴有视物变形。假如只是单纯出血，不伴有脉络膜新生血管，在出血吸收后，视力大概率可以有较大程度的恢复。但假如出血中伴有脉络膜新生血管的形成，则需要接受抗VEGF治疗，这种情况下视力预后也没有单纯出血好。因此当下我们需要判断这位患者是否为单纯的眼底出血。

"你有没有去别的医院看过？有没有做过什么检查？"在医生开具检查之前常常会问一下患者，避免重复检查。"有的，上午我在家附近的医院看过了，做了这个检查，我把单子拿给你。"说着患者从手里拿出了一张OCT报告单。OCT报告上能够看到患者的黄斑中心凹下有一团中高反射的异常信号，这并不能确切地说明她是否为单纯出血。"医生，家附近医院的医生说我最好做一个造影检查，但是他们那里没有，所以叫我到这里再来看看。"

眼底荧光血管造影检查能够动态地展现眼底血流充盈状态以及血管结构，对于眼底血管性疾病的诊断以及治疗方案的制定等都很有帮助。眼底造影检查可以让高度近视的眼底改变无所遁形。在常规眼底检查中无法察觉的漆裂纹，在荧光血管造影中呈不规则、分散的线状强荧光。脉络膜新生血管病灶在眼底荧光血管造影早期即可呈现斑片状强荧光，造影晚期荧光出现渗漏。这是检查确定新生血管病灶最有效的手段。

不过造影是一个有创的检查，需要静脉注入造影剂，因此需要询问患者的全身情况，特别是有无过敏史。医生一边拿出造影申请单，一边询问患者的全身情况，比如有无高血压或者糖尿病，有没有过敏史。患者思索一番回答道："没有全身疾病，也没有什么东西过敏，但是我上周就发现我怀孕了，我能做造影吗？"

答案是否定的，怀孕也是造影的禁忌证。"医生，那我做不了造影，怎么办呀？是不是没办法治疗了？你帮我想想办法呀，我还年轻！"一听到医生给出的否定答案，患者又开始焦虑了。

其实在临床上经常会有这种情况，患者由于眼底的病变需要做造影检查，但是由于患者患有高血压或糖尿病控制不佳，肝肾功能不好，或者有过严重的过敏反应、妊娠等情况而无法行造影检查。得益于近年来光相干断层扫描血管成像（OCTA）技术的不断发展，在很多情况下，OCTA能够帮助这一部分病人进行诊断以及治疗方案的决策。OCTA是一项无创快捷非接触的影像学技术，能够无创地检测视网膜和脉络膜的血流，与传统的眼底荧光血管造影相比，其成像快速，并且能够避免染料进入血液循环带来的不良反应，具有划时代的意义。此外OCTA检查可以对视网膜脉络膜的血流进行分层观察，能够判断病灶所在层次。

OCTA虽然有诸多优势，但是最早的OCTA检查也有其局限性，主要是成像范围较小。近年来扫频源激光光源的应用以及算法的更新已经能够使单次OCTA检查达到24×20mm范围，相当于120°视网膜范围。可以说OCTA在眼底的应用越来越广泛，也帮助了很多不能做造影的患者。既往有研究验证了OCTA在高度近视脉络膜新生血管检出方面的能力，结果表明与荧光血管造影相比，其敏感性达90%，特异性达94%。对于这位患者来说，OCTA能够帮助判断是否伴发脉络膜新生血管。这位患者的病变是新近出现的，如果OCTA显示有脉络膜新生血管的形成，患者则需要进行后续抗VEGF治疗；OCTA如未提示脉络膜新生血管的形成，那患者接受定期观察随访即可，等待积血吸收。

"不一定要做造影检查的，可以做一个OCTA检查代替。"接诊医生赶紧安慰患者并告知她去做OCTA检查。检查结果很快就出来了，所幸这位新晋妈妈只是单纯的眼底出血，OCTA报告单上并未提示任何脉络膜新生血管的证据。我们随即告诉患者，她目前的情况大概率能够好转，等待出血吸收，2周后来复诊即可。

高度近视的朋友们，假如发生了黄斑出血，不一定要做眼底荧光血管造影检查，可以先做一个快捷、无创、安全的OCTA检查！

问题 10 什么是眼球压力？

大家好，这一小节我们将一起来了解眼球压力这一概念。眼球压力指的是眼球内容物作用于眼球壁的压力，医学上称之为眼压。如果把眼球比作一个充满气体的气球，那眼压就类似气球内撑起气球形状的气压（图 2-10-1）；正常而平稳的眼压，是眼球维持正常的形态并发挥正常生理功能的基础。

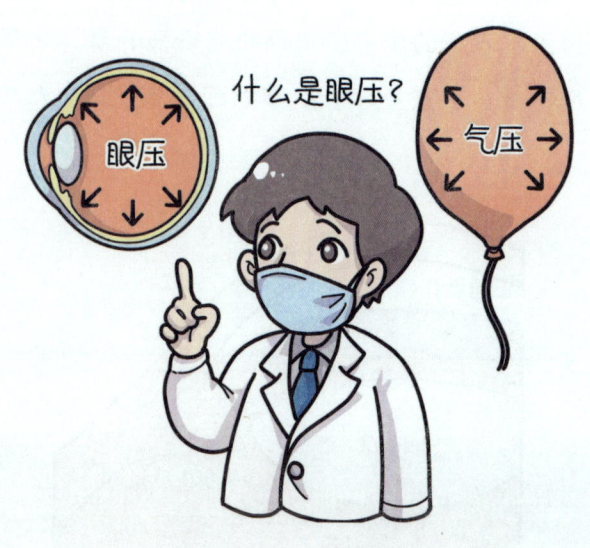

图 2-10-1 眼球和气球

哪些因素影响着眼压的高低？

还是借用我们熟悉的气球来进行类比。我们知道，当我们向气球内充入更多的气体时，气球会发生膨胀；气球膨胀的原因在于充气后气球内部压力的升高。同样的，如果我们将充满气体的气球放气，气球就会收缩变小；气球收缩变小的原因在于放气后气球内部压力的降低。因此，眼球内容物容积的大小，与眼压密切相关。

如果把眼球比作一座住宅，它主要包含了两个房间，房间内承载的内容物多少是影响眼压的主要因素。眼球内靠后的较大房间承载着胶冻样的玻璃体，玻璃体的数量比较稳定，这部分对眼压的影响较小。眼球内靠前的小房间里承载着液态的前房水，前房水在眼内不断生成与排出，它的容量处于动态变化的过程，这一部分是影响眼压高低的主要因素。

在生理状态下，房水的生成和排出处在动态平衡之中，房水容量保持基本稳定，维持了眼压的稳定。但是当眼部出现病变影响到这一动态平衡，就会导致眼压的波动。如果房水生成的量超过排出的量，就会导致房水容积的增多，进而引起眼压升高；如果房水排出的量超过了生成的量，就会导致房水容积的减少进而引起眼压降低（图2-10-2）。

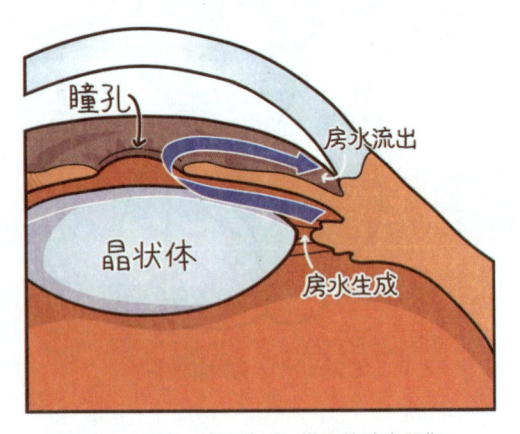

图2-10-2　房水生成-排出的动态平衡

眼压的异常会对眼球造成怎样的损伤呢？

首先我们需要了解，正常眼压的范围在10-21mmHg之间。

正常的眼压对于维持眼球的形态非常重要，在外伤或其他眼部严重疾病引起的慢性低眼压的眼睛，眼球的正常形态难以维持，久而久之有眼球萎缩的风险。另一方面，当眼压升高超过一定的范围或持续一定的时间，眼球壁的各种组织会承受超出正常范围的压力，进而出现结构和功能的损伤；其中对视功能影响最大的结构是视神经；病理性眼压升高对视神经造成的过度压迫会导致视神经的逐渐萎缩，进而对患者的视功能造成不可逆转的损伤，这就是我们经常听到的"青光眼"这一疾病。

问题 11　高度近视为什么要测眼球压力？

通过上一节我们已经了解了眼压的基本概念，以及正常的眼压对于眼球维持正常形态及生理功能的重要性。对于高度近视的患者，定期监测眼压也非常重要，这是为什么呢？

多个流行病学研究均发现，高度近视是眼部发生青光眼的独立危险因素。青光眼是眼部不可逆的致盲性疾病之一，病理性升高的眼压对视神经产生压迫，进而导致视神经逐步萎缩，是其致盲的病理过程。我们可以看出，眼压升高与视神经损伤是青光眼发生的重要因素，高度近视眼与这两种要素都有紧密的联系，这就是为何高度近视眼球需要定期监测眼压。

上一章节已经介绍了眼球维持正常眼压的机制在于房水容量的稳定；这有赖于房水的生成和排出的动态平衡。眼球房水排出的一大重要路径是小梁网，小梁网结构和功能的正常保证了眼内房水的顺畅排出。高度近视的眼球壁本身存在一定的结构异常，这即是高度近视眼球不断拉长的原因；同样的，高度近视眼的小梁网的结构也存在一定程度的异常；这容易导致房水排出受阻，进而引起眼压升高。因此高度近视眼较正常眼球更容易出现眼压升高，高度近视眼需要更加密切地监测眼压。

高度近视眼除了容易发生眼压升高，其视神经也更加脆弱。我们知道，视神经会从眼球后壁的孔道穿出眼球，逐渐进入颅内；在眼球后壁的孔道中有一层结构叫做筛板，它对穿出眼球壁的视神经部分起到了支撑和保护的作用，以降低眼球内部压力对视神经压迫造成的损伤。在高度近视眼中，整个眼球壁都是偏薄弱的，也包括筛板这一结构，因此高度近视眼视神经对于眼球内部压力的变化更加敏感；对其他正常眼球来说可以接受的眼压升高，对于高度近视眼来说就可能造成视神经的损伤。这也提示高度近视可耐受的眼压数值较低，提示高度近视眼定期监测眼压的重要性。

综上，高度近视眼更容易出现眼压升高，且视神经对眼压升高引起压迫损伤更加敏感，因此高度近视者是青光眼发生的高危人群。及时且定期地监测眼压，有助于发现早期青光眼进而及时干预治疗，预防后期的视神经损伤。

高度近视眼底病：你问我答

问题 12　出现眼前黑影飘动，为什么要做眼球B超检查？

小王的眼睛是高度近视，小小年纪就戴着一副如啤酒瓶瓶底般厚的眼镜，今年大学毕业后他选择报考研究生继续深造，为此这段时间他几乎每天都挑灯夜读，备战考试。有一天凌晨，他突然感到眼前有几团黑影在飘动，并随着眼球的转动而移动，他起初以为是镜片脏了，立马摘下眼镜擦了擦镜片，再戴上后还是没有消除，他又赶紧闭目休息片刻后也没有丝毫缓解，而且越看白色明亮的背景时症状越明显。小王慌了，非常担心自己的眼睛会不会出大问题了，心情忐忑地熬到天亮就马不停蹄地赶到我们医院门诊就诊。

门诊医生先是用专业的设备初步检查了小王的眼睛，随即给他开具了眼部B超的检查单。与大部分患者第一次听到眼部B超的反应一样，小王一脸诧异："眼睛也能做B超吗？这还是第一回听说呢。"

说到B超，我们首先想到的是甲状腺B超、腹部B超等检查，但是对于眼部B超却比较陌生。其实，眼睛也可以做B超，眼部超声与腹部B超的原理是一样的；腹部B超是通过超声波透过腹壁来观察腹腔内脏器的结构，而眼部B超则是通过超声波，透过眼睑来观察眼球内部的结构，从而辅助眼部疾病的诊断和治疗。它是眼科特检的一种常见检查方式，通过眼部B超可以检查出很多眼部疾病。眼部B超检查前，患者不需要做任何特殊准备，不需要空腹或者憋尿，检查时也不需要"撩衣服"，只需要躺在床上或靠在检查椅上，配合医生转动眼球即可完成检查，没有痛苦，配合简单。

眼前出现黑影飘动，一般有两种情况。

第一种是生理性的黑影飘动，即我们常说的飞蚊症。飞蚊症在眼科术语中又称为玻璃体混浊。玻璃体是支撑我们眼球维持正常形态的重要结构，在年轻时是透明的球形果冻样结构；随着我们年龄的增长，之前完全均质透明的玻璃体，也会逐渐地老化，表现为局部的混浊。这些局部混浊的玻璃体漂浮在眼内，就引起了我们常常说的飞蚊症，这些"飞蚊"可以呈点状、条状，也可以是团块状或一个圆圈。对于高度近视的患者来说，飞蚊症普遍存在且出现的时间会更早。

突然出现的飞蚊症，我们一定要重视，到医院眼科来接受眼底的检查；因为这种情况除了玻璃体混浊的加重，偶尔还会伴有视网膜的病变，如视网膜裂孔或视网膜脱离；这种视网膜病变在高度近视的患者中更加容易出现。

眼球B超可以显示玻璃体和大部分的视网膜结构（图2-12-1），可以比较敏锐地发现可疑的视网膜裂孔及视网膜脱离。B超检查与散瞳眼底检查配合起来，可以尽可能降低遗漏这些病变的风险。另外，在一些白内障严重或者瞳孔难以散大的眼睛，对眼底进行直接观察比较困难，这时候使用超声波进行成像的B超检查就凸显了其优势，在发现眼底病变中起到了更加重要的作用。

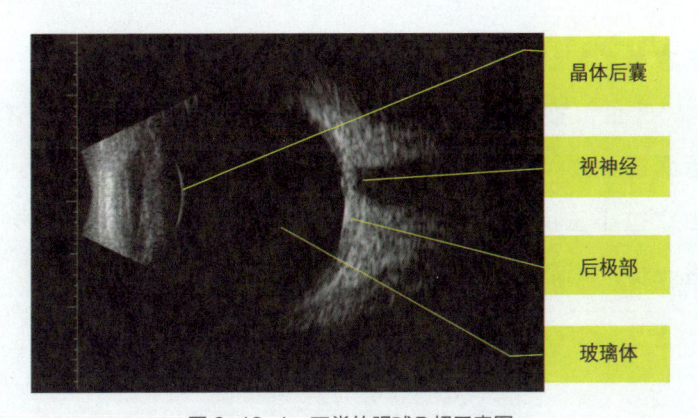

图2-12-1　正常的眼球B超示意图

另外一种眼前黑影飘动常常是病理性的，例如眼内的玻璃体出血、玻璃体炎症。这些疾病的玻璃体混浊常常较严重，患者可以出现厚重的眼前黑影，伴有明显的视力下降。在这些情况下，我们常常难以直接对眼底进行观察，因为光线无法透过厚重的玻璃体混浊照入眼内；之前介绍的眼底彩照、造影、OCT、OCTA这些光学检查，也就不能发挥作用了。此时B超的优势就同样体现出来，它可以透过混浊的玻璃体，去观察是否有严重的视网膜病变，如视网膜裂孔、视网膜脱离或视网膜水肿等（图2-12-2）。

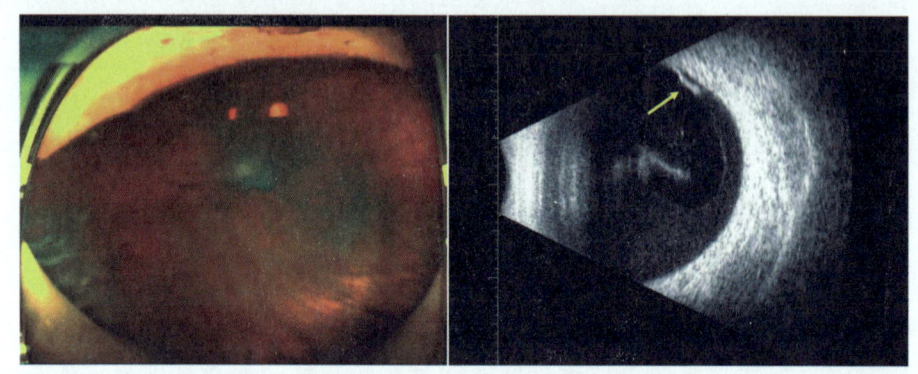

图2-12-2　一位因玻璃体出血眼底难以直接观察的患者（左），B超提示了可疑视网膜裂孔的存在（右，箭头）

小王拿着做好的B超报告返回到医生诊室，还没坐下就一脸焦虑地问道："医生，报告上说我有'可疑视网膜裂孔'，这个是不是很严重啊？后面还说我'玻璃体后脱离'了，我会不会变瞎呀？"

医生拿过小王的报告仔细阅读，安慰道："先别着急，我们还需要进行进一步的眼底检查。"

问题 13 眼球B超发现"可疑视网膜裂孔",该怎么办?

面对小王的焦虑,医生马上向他做出了解释:"我们先来看一下'可疑视网膜裂孔'这个描述。"

眼球B超不能替代散瞳眼底检查。B超可以敏锐地发现可疑的视网膜裂孔,但是并不是所有被B超发现的可疑视网膜裂孔,都是真实存在的。一些玻璃体的病变,比如增厚的玻璃体皮质,机化的玻璃体团块,在B超检查中都可以表现得与视网膜裂孔类似。

因此当B超提示可疑视网膜裂孔时,我们还需要通过散瞳的眼底检查来进行病变性质的确认。B超可以提示视网膜病变(可疑视网膜裂孔)的大致部位,从而帮助医生快速锁定观察目标,接下来医生会采用前置镜或者三面镜,透过散大的瞳孔,来详细检查该处的视网膜情况,判断是否存在真正的视网膜裂孔,以及了解视网膜裂孔的严重程度。

在B超的"定位指引"下,小王接受了散瞳眼底检查;医生果然发现了一个马蹄形视网膜裂孔;医生赶紧给小王安排了激光治疗以封闭该裂孔(图2-13-1),从而避免出现进一步视网膜脱离的并发症。

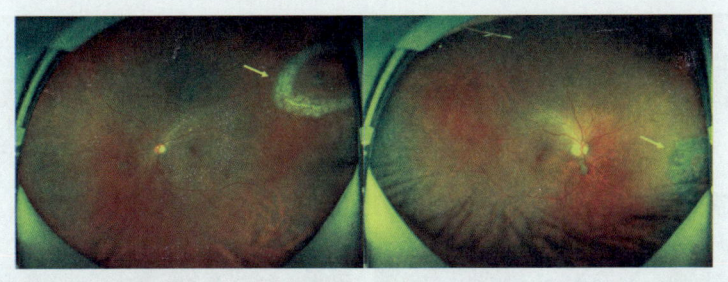

图2-13-1 视网膜裂孔激光治疗后激光斑示例(左:新鲜激光斑;右:陈旧激光斑)

高度近视眼底病：你问我答

问题 14 眼球B超发现"玻璃体后脱离"就是"视网膜脱离"了吗？该怎么办？

小王的B超报告上写的是"玻璃体后脱离"，而非"视网膜脱离"；相比"视网膜脱离"而言，"玻璃体后脱离"这个专业术语大家就很陌生了，所以许多患者拿到B超报告的时候，都会如小王一般，以为只要出现了"脱离"，就是非常严重的眼球疾病，需要手术了。

玻璃体后脱离属于一种生理改变，人在年轻时，玻璃体呈果冻状，随着年龄增大，玻璃体会液化，从视网膜上分离出来，临床上称为"玻璃体后脱离"，而高度近视的人群可以比同龄人更早地出现该现象。

发生玻璃体后脱离时，玻璃体可能会拉扯到视网膜，导致视网膜撕裂和脱离；高度近视的视网膜尤其薄弱，会更容易被拉破。在B超上，玻璃体后脱离通常显示为纤细带状弱回声，而视网膜脱离则通常显示为中粗带状强回声（图2-14-1）。

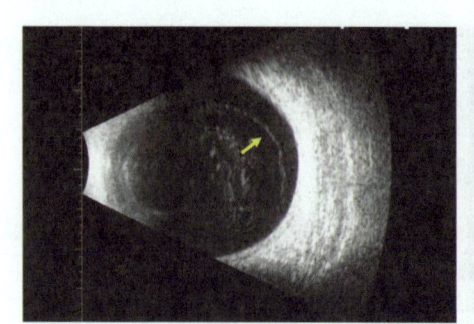

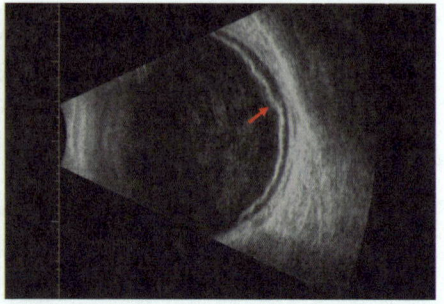

图2-14-1 玻璃体后脱离（左，黄箭）和视网膜脱离（右，红箭）的眼球B超图像

当眼球 B 超显示单纯的"玻璃体后脱离",而没有出现视网膜的病变时,我们不用担心,这是眼球老化的一种正常的生理现象,定期复查就可以了。

参考文献

[1] 张承芬. 眼底病学[M]. 2版. 北京：人民卫生出版社，2010：159-167.

[2] Kyoko Ohno-Matsui, Timothy Y Y Lai, Chi-Chun Lai, et al. Updates of pathologic myopia[J]. Prog Retin Eye Res, 2016, 52: 156-87.

[3] S W Hyams, E Neumann, Z Friedman. Myopia-aphakia. II. Vitreous and peripheral retina[J]. Br J Ophthalmol, 1975, 59 (9): 483-5.

[4] 李凤鸣，谢立信. 中华眼科学[M]. 3版，北京：人民卫生出版社，2014：640-641.

[5] 中华医学会眼科学分会眼底病学组，中国医师协会眼科医师分会眼底病专业委员会. 我国超广角眼底成像术的操作和阅片规范（2018年）[J]. 中华眼科杂志，2018，54（8）：565-569.

[6] 俞素勤. 简明OCT阅片手册-眼底病OCT影像分析与解读[M]. 北京：人民卫生出版社，2012：1-7.

[7] D S C Ng, C Y L Cheung, F O Luk, et al. Advances of optical coherence tomography in myopia and pathologic myopia[J]. Eye (Lond), 2016, 30 (7): 901-916.

[8] Yong Li, Feihui Zheng, Li Lian Foo, et al. Advances in OCT Imaging in Myopia and Pathologic Myopia[J]. Diagnostics (Basel), 2022, 12 (6): 1418.

[9] 董方田. 协和眼科光学相干断层扫描（OCT）图谱[M]. 北京：中国协和医科大学出版社，2009：2-5.

[10] Rogério A Costa, Mirian Skaf, Luiz A S Melo Jr, et al. Retinal assessment using optical coherence tomography[J]. Prog Retin Eye Res, 2006, 25 (3): 325-353.

[11] Ruiz-Medrano J, Montero JA, Flores-Moreno I, et al. Myopic maculopathy: Current status and proposal for a new classification and grading system (ATN)[J]. Prog Retin Eye Res, 2019, 69: 80-115.

[12] Kyoko Ohno-Matsui, Yasushi Ikuno, Timothy Y Y Lai, et al. Diagnosis and

treatment guideline for myopic choroidal neovascularization due to pathologic myopia[J]. Prog Retin Eye Res, 2018, 63: 92-106.

[13] Danny S C Ng, Timothy Y Y Lai, Chui Ming Gemmy Cheung, et al. Anti-Vascular Endothelial Growth Factor Therapy for Myopic Choroidal Neovascularization[J]. Asia Pac J Ophthalmol (Phila), 2017, 6(6): 554-560.

[14] 魏文斌. OCT 血流成像图谱[M]. 北京：人民卫生出版社，2016：2-7.

[15] Richard F Spaide, James G Fujimoto, Nadia K Waheed, et al. Optical coherence tomography angiography[J]. Prog Retin Eye Res, 2018, 64: 1-55.

[16] Amir H Kashani, Chieh-Li Chen, Jin K Gahm, et al. Optical coherence tomography angiography: A comprehensive review of current methods and clinical applications[J]. Prog Retin Eye Res, 2017, 60: 66-100.

[17] Su Z, Ye P, Teng Y, et al. Adverse reaction in patients with drug allergy history after simultaneous intravenous fundus fluorescein angiography and indocyanine green angiography[J]. J Ocul Pharmacol Ther, 2012, 28(4): 410-413.

[18] Kornblau IS, El-Annan JF. Adverse reactions to fluorescein angiography: A comprehensive review of the literature[J]. Surv Ophthalmol, 2019, 64(5): 679-693.

[19] 周瑶，王敏. 光学相干层析扫描血管成像在视网膜血管性疾病中的应用[J]. 中国眼耳鼻喉科杂志，2017，17（5）：370-374.

[20] Querques L, Giuffrè C, Corvi F, et al. Optical coherence tomography angiography of myopic choroidal neovascularisation[J]. Br J Ophthalmol, 2017, 101(5): 609-615.

[21] 葛坚. 眼科学[M]. 2版. 北京：人民卫生出版社，2011：106-107.

[22] 孙兴怀，徐格致. 眼科手册[M]. 4版. 上海：上海科学技术出版社，2011：46-49.

[23] 魏文斌. 同仁眼科诊疗指南[M]. 北京：人民卫生出版社，2014：22-26.

[24] Ahnul Ha, Chung Young Kim, Sung Ryul Shim, et al. Degree of Myopia and

Glaucoma Risk: A Dose-Response Meta-analysis[J]. Am J Ophthalmol, 2022, 236: 107-119.

[25] Michael W Marcus, Margriet M de Vries, Francisco G Junoy Montolio, et al. Myopia as a risk factor for open-angle glaucoma: a systematic review and meta-analysis[J]. Ophthalmology, 2011, 118(10): 1989-1994.

[26] 杨文利. 简明眼超声诊断手册[M]. 北京：人民卫生出版社，2015：123-126.

[27] Gerardo Dessì, Eduardo Ferrer Lahuerta, Fabrizio Giorgio Puce, et al. Role of B-scan ocular ultrasound as an adjuvant for the clinical assessment of eyeball diseases: a pictorial essay[J]. J Ultrasound, 2014, 30: 265-277.

[28] Fledelius HC. Ultrasound in ophthalmology[J]. Ultrasound Med Biol, 1997, 23: 365-375.

[29] 黎晓新，廖菊生. 眼底病激光治疗指南[M]. 北京：人民卫生出版社，2009：21.

PART 3

高度近视眼底病治疗相关问题

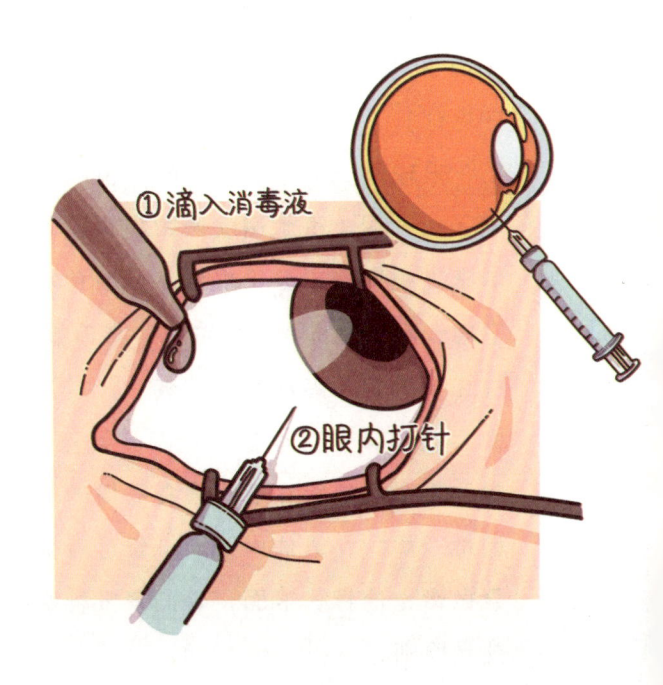

①滴入消毒液

②眼内打针

高度近视眼底病：你问我答

问题 1 发现视网膜裂孔，可以不做眼底激光治疗吗？

林阿姨今年65岁，年轻时就有高度近视。林阿姨因为飞蚊症来医院就诊，发现眼底周边有视网膜撕裂孔，医生建议做眼底激光治疗。林阿姨说她从来没有做过手术，她想能不做手术就尽量不做手术。林阿姨问医生，能不能先不做眼底激光手术，先吃点药保守治疗？

眼球是一个球形的空间，视网膜如同贴在眼球内壁的墙纸，墙纸破了一个洞，这个洞就叫做视网膜裂孔。墙纸剥脱下来就叫做视网膜脱离。视网膜一旦出现裂孔，液化的玻璃体容易通过裂孔流入视网膜下腔，就会造成视网膜脱离，导致视力严重下降甚至完全失明。所以，临床上近视患者在眼科检查后，发现存在视网膜裂孔，大部分情况下需要通过激光治疗封闭视网膜裂孔，预防视网膜脱离。激光的作用，是利用激光热能在视网膜裂孔周围产生粘连反应，将破损的视网膜牢固地"焊"在眼球内壁上。但也有少数情况的视网膜裂孔并不是必须要做激光治疗。下面，我们来分析视网膜裂孔有哪些类型以及不同的处置原则。

马蹄形裂孔（视网膜撕裂口形态如马蹄），是视网膜裂孔中最常见的一种类型（见图3-1-1）。马蹄形裂孔的形成往往是由于玻璃体后脱离的过程中，玻璃体拉破周边视网膜薄弱处。马蹄形裂孔的前瓣由于玻璃体的牵拉，前瓣游离缘翘起。这种情况，液化玻璃体极容易流入马蹄形裂孔，会在数日内导致大范围视网膜脱离。所以，一旦检查发现马蹄形裂孔，必须采取眼底激光治疗，并且需要紧急处理。林阿姨

PART 3　高度近视眼底病治疗相关问题

的眼底情况就是发现眼底有马蹄形裂孔，必须要采取眼底激光治疗。

圆形裂孔也属于视网膜裂孔中的常见类型，有时可见到裂孔表面游离的孔盖，漂浮在附近的玻璃体内。大多数圆形视网膜裂孔，不像马蹄形裂孔那样病情紧急，但也会导致视网膜脱离缓慢进展，所以大多数圆形裂孔需要激光光凝治疗。

少数情况的视网膜裂孔并不是必须要做激光治疗。比如很小的视网膜萎缩孔，仅针尖大小，经过观察随访，孔周没有视网膜下液，萎缩孔始终处于"干燥"的状态，则不需要激光治疗。还有一种情况，视网膜裂孔周围已形成色素沉着，经过临床判断，孔周视网膜已存在粘连，则只需要定期观察随访即可。

大部分视网膜裂孔位于视网膜的周边部，但是高度近视由于眼球长度太长，可能在眼球后极部出现黄斑裂孔。由于黄斑的特殊位置，黄斑中心处的激光光凝会导致严重的视觉障碍，所以黄斑裂孔不能采用激光治疗，而需要酌情采取外科手术治疗。

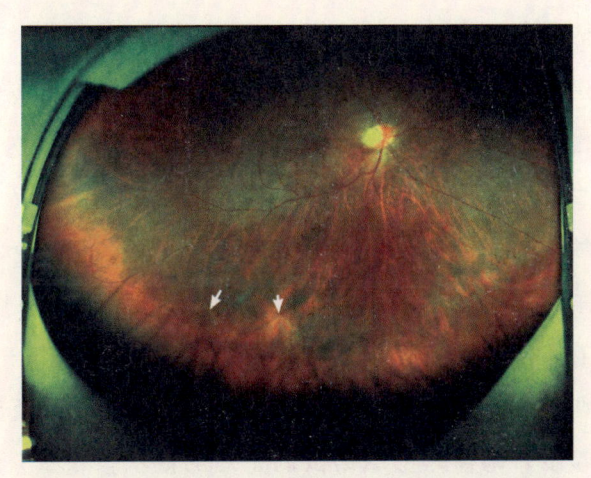

图 3-1-1　眼底照相显示视网膜周边下方可见 2 个马蹄形裂孔（箭头），这种类型的视网膜裂孔需要尽快采取眼底激光治疗

095

高度近视眼底病：你问我答

问题 2 发现视网膜变性区，必须做眼底激光治疗吗？

何某今年30岁，有800度近视，因为觉得戴框架眼镜很不方便，想要做近视激光矫正手术。在常规术前筛查检查中，发现他的左眼眼底存在变性区。医生建议他先做眼底预防性激光治疗变性区。患者很疑惑，他没有任何视力下降或眼前黑影飘动的症状，为什么要去做眼底激光治疗？

高度近视由于眼轴变长，视网膜变薄，特别是在周边某些区域异常薄弱，医学称之为变性区。格子样变性是最常见的视网膜周边变性，也是与视网膜裂孔形成存在密切关联的视网膜周边变性。格子样变性区内可因萎缩产生圆形裂孔。也可能在急性玻璃体后脱离过程，玻璃体牵拉异常粘连的变性区，产生马蹄形裂孔。

眼科检查中发现高度近视眼的周边变性区发生率很高，如果所有的视网膜变性区都采用激光光凝，会造成激光指征的扩大化，没有这个必要。医生会根据视网膜变性区的轻重程度等因素，酌情考虑是否采取预防性激光治疗。

当格子样变性区存在以下几种情况，应积极采取预防性激光治疗：①变性区内存在萎缩孔，且患者存在眼前黑影飘动或闪光感的症状；②患者对侧眼发生过视网膜脱离；③患者有视网膜脱离的家族史。

如果患者没有眼前黑影飘动或闪光感的症状，仅仅只是在眼科常规检查中发现格子样变性区，通常不需要立即采取激光治疗。但患者如果近期需要接受近视激光矫正手术，则仍然要在术前采用眼底激光光凝包绕变性区。因为近视激光矫正手术中，存在负压吸收的操作环

PART 3　高度近视眼底病治疗相关问题

节，会增加视网膜变性区产生裂孔的风险，所以在近视激光矫正术前，医生会对患者进行详细的眼底检查以及广角眼底照相，以发现视网膜周边变性区与裂孔，及时在术前采取预防性激光治疗。何某接受预防性激光治疗变性区（见图3-2-1），3周后复查确认激光斑已形成牢固的粘连作用，才进行近视激光矫正手术。

　　临床工作中，常会遇到高度近视患者，因为眼前黑影飘动或闪光感的症状来医院就诊，在接下来的眼底检查中，发现其视网膜存在非常广泛的条带状格子样变性区。如果对360度全周的条带状格子样变性区进行无差别的激光光凝，会造成副反应：比如周边视野缺损，或是视近调节力下降。对于非常广泛的格子样变性区，应根据不同象限的变性区轻重情况，权衡利弊，采用激光包绕严重的变性区，而留下较轻的变性区，定期门诊随访观察。这样可以预防视网膜脱离的发生，也尽可能规避全周大量激光光凝带来的副反应。

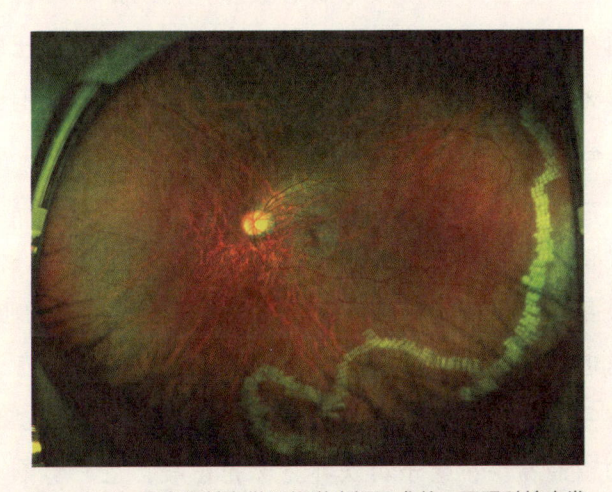

图3-2-1　患者何某在做近视激光矫正术前，因眼科检查发现左眼底颞侧及颞下方存在明显的变性区，采取眼底激光治疗。激光治疗后的早期眼底照相显示，白色激光斑包绕变性区

> **问题 3** 出现视网膜脱离，可以不做手术，先做激光治疗吗？

视网膜脱离是会导致失明的严重疾病，在高度近视人群中具有较高的发病率。高度近视眼中发生的视网膜脱离，通常为裂孔导致的视网膜脱离。当没有及时发现并处理视网膜裂孔，便会出现视网膜脱离。对于视网膜脱离的治疗手段，最常见的是视网膜脱离复位手术治疗。但由于患者普遍对于开刀手术存在惧怕心理，经常有患者咨询：出现视网膜脱离，可以不手术吗？可以选择创伤小，门诊就能做的激光治疗吗？

视网膜脱离范围一旦累及眼底后极部，特别是黄斑区部位，则必须采用外科"开刀"的手术治疗。如果视网膜脱离范围比较局限，则还有尝试激光治疗的机会。激光治疗的原理，就是在视网膜脱离的周围建立起拦截堤坝，防止视网膜下液继续扩散。

比如，一位近视患者发现眼前视野存在暗影，来医院就诊时发现马蹄形裂孔造成视网膜脱离。医生判断该患者视网膜脱离的特点是：尽管脱离程度较高，但是脱离范围较局限，有激光治疗的机会。于是，紧急安排患者在当天便接受眼底激光治疗。通过激光治疗，高强度的数排光凝斑完全包绕视网膜脱离区域。患者在门诊随访过程中，视网膜脱离区的积液减少，给予再次补充激光光凝，进一步缩小激光包围圈，加固激光斑的"堤坝"效应。

临床上，还有一种情况就是近视患者在常规体检中或近视矫正术前检查中发现眼底存在视网膜浅脱离。这种无症状的视网膜浅脱离，大多是由于视网膜周边小圆孔或变性区内萎缩孔造成。尽管脱离范围可以到达极周边，但是由于视网膜脱离没有累及黄斑区，故患者往往没有视力下降的视觉症状。对于这种无症状的视网膜浅脱离，可以采取激光治疗，在脱离区后缘光凝，形象地称之为激光拦截（见图3-3-1）。激光治疗后，需要定期门诊随访，部分患者视网膜脱离会自发复位，如果发现患者视网膜脱离仍然继续进展，则必须采用视网膜脱离复位手术治疗。

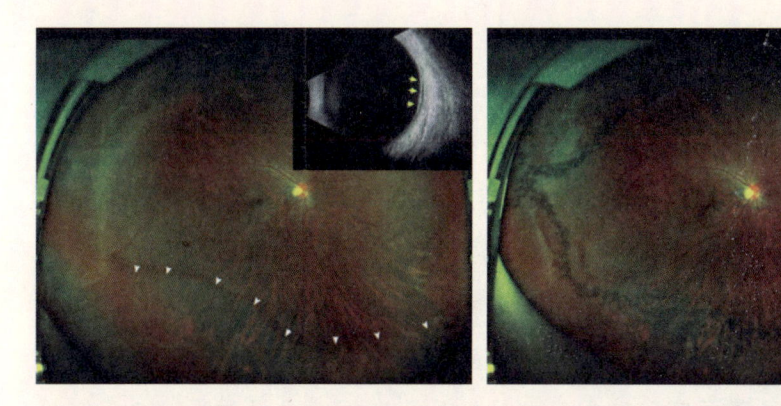

图 3-3-1　左图：患者在近视矫正术前，眼科检查中发现右眼底下方视网膜浅脱离（箭头），同时颞侧存在变性区。左图中的右上角插图为眼B超证实存在视网膜浅脱离。右图：患者接受眼底激光治疗后半年，激光斑分布于视网膜脱离后缘，起到拦截效应。同时，激光斑包绕颞侧变性区

出现视网膜脱离，病人太紧张怎么办？发生视网膜脱离，病人难免紧张，但目前医疗水平相对发达，治疗手段多样，应及时调整好自身心态，不可过分紧张。可根据个人喜好选择转移注意力的方法，比如放些舒缓的音乐来减轻压力。家属应当给予陪伴与照护，及时做好心理疏导，安抚病人，鼓励其表达自身想法。

问题 4　眼底激光治疗会有什么感受？会有副反应吗？

眼底激光治疗的原理是利用激光的热效应，在视网膜裂孔或变性区周围产生有效粘连，防止视网膜脱离发生或阻止视网膜脱离进展。眼底激光有不同颜色的激光，最常用的是绿色激光。眼底激光是治疗视网膜裂孔／变性区的有效手段，并且创伤小，只要在表面麻醉下就可以进行操作，无须住院。由于激光治疗不存在眼部切口，所以激光治疗后通常不需要额外的抗感染滴眼液，也不会影响患者的日常生活。患者可以正常洗脸，不用担心有脏水进入眼睛而发炎。

眼底激光的操作过程，首先是滴2种眼药水，1种是扩大瞳孔的眼药水，1种是表面麻醉的眼药水。然后，在眼睛表面放置一个角膜接触镜，这种角膜接触镜的作用是聚焦激光使其直达眼底。由于眼睛表面的角膜接触镜，患者会感觉到有东西压迫眼睛。在打激光的过程中，会感觉到强光照射。部分患者会感到疼痛，操作医生会调整激光能量，以减轻患者的疼痛感。打完激光后，患者会有短暂的视物模糊与色觉异常，休息后会恢复视力与正常色觉。

少数患者在激光后可能会发生角膜水肿、角膜上皮损伤，可表现为视物模糊、害怕见到阳光、疼痛。患者需注意在日常生活中不可用手揉搓眼睛，不可用力挤眼，以免加重损伤。根据医生嘱咐使用促进角膜上皮修复的滴眼液，注意此类滴眼液是否需放入冰箱冷藏，若需要则在每次使用前适当在常温下放置复温，以免滴眼液温度过低造成眼部不适，但要注意不可放于阳光下。对于同时患有糖尿病的病人要注意控制血糖，糖尿病患者角膜上皮容易水肿，一旦发生，上皮愈合时间长，新修复的上皮也容易脱落。因此有效控制血糖尤为重要。

总体而言，眼底激光治疗是一种安全有效的治疗手段。但作为一种医疗技术，也会存在发生副反应的风险。比如，长时间的激光治疗，会出现角膜轻度水肿或角膜上皮损伤。处理上可使用促进角膜上皮修复的滴眼液。为避免角膜损伤，激光治疗需要控制时间，对于复杂病例，可分多次进行。

大范围的激光光凝，有可能损伤睫状神经而出现晶体调节力异常，导致视近困难。对于360度全周的条带状格子样变性区，应根据不同象限的变性区轻重情况，选择合适激光范围。其他可能的激光治疗副反应包括周边视野缺损、黄斑水肿等。

正因为眼底激光存在副反应的风险，医生会根据患者的具体眼底病变，权衡利弊，决定是否采取激光治疗，以及控制激光治疗的范围、激光能量与分布密度等具体技术参数。

问题 5　为什么做了眼底激光治疗，眼前还是有黑影飘动？

眼科门诊经常遇到近视患者因为眼前黑影飘动来就诊，在经过眼底激光治疗视网膜裂孔或变性区后，仍然存在不同程度的眼前黑影飘动，患者难免有抱怨的心理，会疑惑地问："为什么我做了激光治疗，眼前还是有黑影飘动？"下面列举2个临床案例来说明。

张先生有高度近视，1天前发现眼前有大量黑影飘动，立即来医院就诊。经过检查发现，患者眼底颞上方存在视网膜马蹄形裂孔，同时存在玻璃体积血。患者当天接受眼底激光治疗，在第二天门诊复查时，疑惑地问："为什么我眼前还是有这么多黑影飘动？"需要说明的是，眼底激光治疗的目的是利用激光封闭视网膜裂孔，防止视网膜脱离，防止失明。而视网膜撕裂口引起的玻璃体积血，是造成患者眼前大量黑影飘动的主要原因。激光封闭视网膜裂孔，只要视网膜没有进一步撕裂，玻璃体积血会逐渐吸收，但这是一个缓慢的过程，需要数周至数月。

陈女士有高度近视，发现眼前有环形黑影飘动1周。经过详细的眼底检查，发现眼底周边有严重的格子样变性区。患者在接受激光治疗后2周，仍然有眼前黑影飘动。陈女士同样有疑惑，为什么激光治疗不能消除眼前黑影飘动。需要说明的是，本例激光治疗是为了封闭视网膜变性区。而眼前环形黑影是玻璃体后脱离形成的环形混浊造成的。这种类型的玻璃体混浊会长期存在，但通常随时间延长，患者会逐渐适应。由于玻璃体混浊的手术治疗风险较大，通常是保守治疗与门诊随访。

问题 6　高度近视出现黄斑出血，一定需要眼内打针吗？

黄斑出血是高度近视常见的眼底并发症，会导致患者视野中心固定暗影，可伴有视力下降、视物变形的症状。因此，黄斑出血会严重影响到高度近视人群的日常生活工作。对于黄斑出血，临床上常用的治疗方法是眼内注射一种抗血管内皮生长因子（抗VEGF）药物，俗称眼内打针。但是，并非所有黄斑出血都统一采用眼内打针。医生需要判断黄斑出血的具体原因，来决定是否眼内打针。

高度近视黄斑出血包括两种原因：第一种原因是黄斑区长了异常的新生血管，即脉络膜新生血管（见图3-6-1）。高度近视眼的眼轴不断延长，视网膜的黄斑区形成薄弱位置，同时脉络膜变薄引起缺血，一种来自脉络膜的新生血管长入视网膜。而新生血管的管壁十分脆弱，血液会从新生血管漏出，引起黄斑出血，可伴有黄斑水肿。第二种原因是随着高度近视眼的眼轴变长，眼底后极部扩张导致视网膜与脉络膜之间的基底膜（又称为玻璃膜）破裂，引起出血（见图3-6-2）。通过眼底检查技术可以更清晰地鉴别黄斑出血的不同原因，这些眼底检查技术包括黄斑扫描OCT、OCT血管成像以及眼底荧光血管造影。

两种不同原因的黄斑出血，有不同的治疗原则。脉络膜新生血管引起的黄斑出血需要及时进行眼内打针，减轻黄斑出血水肿，改善患者视力。而非脉络膜新生血管引起的黄斑出血，不必积极眼内打针，可口服活血化瘀类药物来促进出血的吸收。

脉络膜新生血管引起的黄斑出血，如果没有及时治疗，出血及新生血管会发生瘢痕机化，严重破坏黄斑区感光细胞等组织结构，导致不可逆的视力损害。所以，一旦明确是脉络膜新生血管引起的黄斑出血，应选择尽快眼内打针。并且在眼内打针后，需要门诊复查眼底照相和黄斑OCT。根据黄斑病灶的情况，来决定重复注射的次数。需要说明的是，高度近视并发脉络膜新生血管存在复发的可能。因此，即使在第一次治愈后，仍然要定期检查，提高警惕。

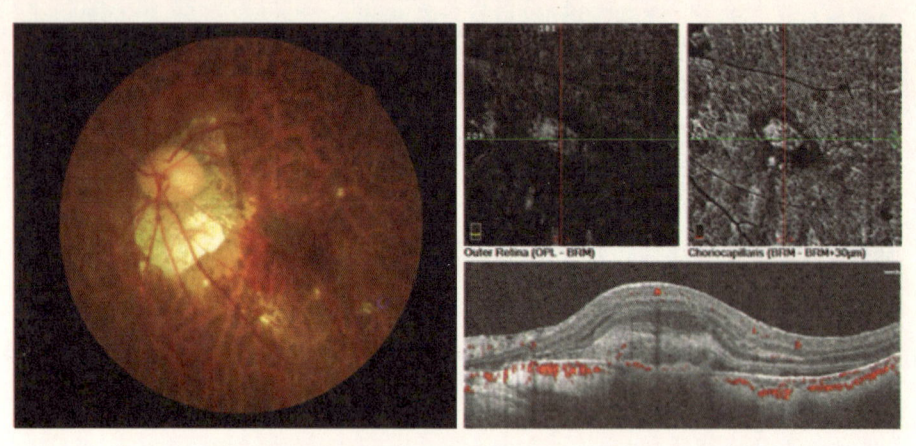

图 3-6-1　左图：高度近视眼底照相显示眼底黄斑大片出血；右图：OCT血管成像显示黄斑区存在脉络膜新生血管。脉络膜新生血管引起的黄斑出血，需要及时进行眼内打针

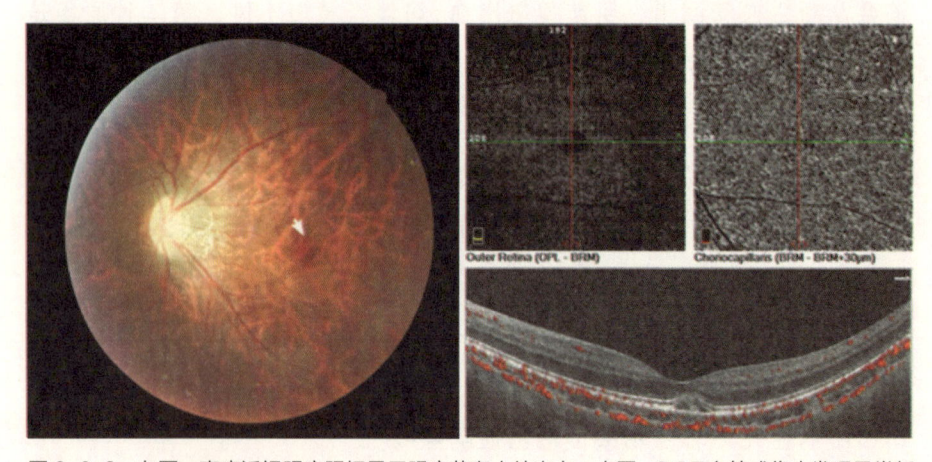

图 3-6-2　左图：高度近视眼底照相显示眼底黄斑小片出血；右图：OCT血管成像未发现异常新生血管

问题 7　眼内打针打的是什么药？

　　眼内打针是往眼球内部的玻璃体腔注射药物，专业上称为眼内注药或玻璃体腔注药。眼内打针是眼底疾病的重要治疗方法，其优点在于相比于通常的口服药物或者静脉给药，眼内打针带来的眼内药物浓度更高，效果更具有部位特异性，同时全身的毒副作用较小。

　　可用于眼内打针的药物多种多样，包括抗菌药、抗病毒药、激素类药物、抗血管内皮生长因子（抗VEGF）药物。高度近视患者接受的眼内打针，最常使用的是抗VEGF药物。

　　高度近视容易并发脉络膜新生血管，引发黄斑出血，是眼内注射抗VEGF药物的常见适应证。脉络膜新生血管的发生机制：眼内有一种叫血管内皮生长因子（VEGF）的分子浓度升高，引起黄斑区下面长出不健康的血管，称之为"新生血管"。这些新生血管不成熟，血管内的液体会漏到外面，引起黄斑区的出血与积液，从而引起视力下降或视物变形。就如同庄稼地里长出了有害的杂草，会影响农作物的健康成长。眼内注射抗VEGF药物能阻断过量VEGF的有害作用，减少新生血管的渗漏，消退新生血管。就如同除草剂，将庄稼地不该有的杂草除掉，从而恢复黄斑的健康状态。

　　目前抗VEGF药物分两大类，包括单抗类和融合蛋白类。单抗类药物以雷珠单抗为代表，融合蛋白类以康柏西普和阿柏西普为代表。雷珠单抗和康柏西普治疗高度近视并发脉络膜新生血管，均已纳入我国医保报销范畴，有效减轻患者药物治疗的经济负担。

　　眼内打针（注射抗VEGF药物），通常每月一次，需要多次注射，医生会根据患者黄斑病灶的情况，来决定重复注射的次数。

高度近视眼底病：你问我答

问题 8　眼内打针会疼吗？有什么注意事项？

吴阿姨患有双眼高度近视，几天前发现左眼视力下降，看东西还变形。吴阿姨来医院检查后，确认是脉络膜新生血管引起的黄斑出血，需要眼内打针治疗。吴阿姨听到这个治疗是往眼睛里面打针，就很害怕。她还告诉医生，她很怕疼，眼内打针会不会很疼？

眼睛是心灵的窗户，这个"窗户"非常精密，当它出现了一些疾病状况时，是需要往眼内打针来治疗的。门诊很多病人担心，觉得把药打进眼睛里是一件很可怕的事情，会有很多顾虑。这里，我们给大家介绍眼内打针的基本操作过程，以及患者注意事项。

眼内打针属于微创小手术，总体而言是非常安全的。眼内打针的示意图见图3-8-1，其整个过程大约10分钟，其中注射操作仅几秒钟就完成了。注射前会给患者点表面麻醉的眼药水，患者不会感受到明显疼痛感。患者进入手术室，躺在手术床上，医生会给患者的眼睛进行碘伏消毒，铺上洞巾。放上开睑器后，医生会指示患者眼球转向某个方位，以方便在眼白的合适位置注射药物。在缓慢注射入药物后，医生会用棉签压迫眼球注射部位，起到密闭针眼与压迫止血的作用。随后会滴入抗生素滴眼液预防感染，最后贴上纱布包扎。

眼内打针术前，患者需要

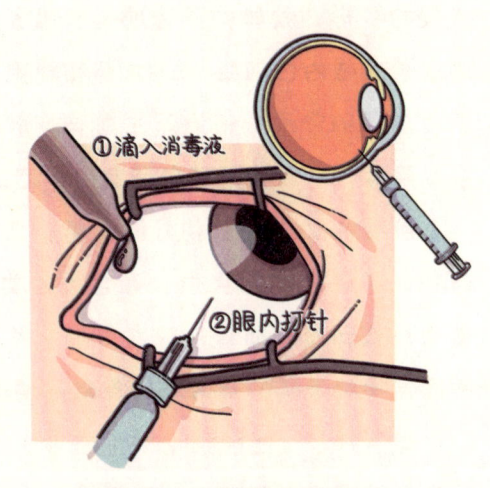

图3-8-1　眼内打针示意图

106

常规抽血化验，包括血常规、凝血功能等。术前需要点3天抗生素滴眼液。患者手术当天按照预约时间准时到达医院，办理手续后，耐心等待手术即可。手术过程比较短，患者可放轻松，消除紧张情绪。患者手术结束，回到家后可以摘掉眼表面的纱布，继续使用抗生素滴眼液。术后3天内洗脸时，须避免脏水进入眼内。可在术后2周到1个月，来医院复查视力、眼底照相、黄斑OCT等检查。

眼内注射后可能出现的异常情况：

（1）眼内注射后如果有明显的眼痛、视物明显模糊、眼红充血等情况，应立即就诊，以防眼内炎的发生。

（2）眼前絮状或圈样漂浮物飘动，这是因为药物注射到眼内后，在玻璃体内漂动或有少量气体残留而形成，无须紧张，可自行吸收。

（3）眼白出血：属于结膜下出血，是因为眼表的毛细血管破裂出血所致，一般1周左右会自行吸收（详见本部分问题9）。

（4）当天眼睛磨涩疼痛，眼泪增多。属正常现象，一般来说第二天疼痛会缓解。但如果疼痛难忍，需要及时到医院就诊，对症处理，以缓解疼痛症状。

高度近视眼底病：你问我答

问题 9 眼内打针后出现眼白发红，该怎么办？

患者胡某在眼内打针后第一天，发现自己眼白有一片发红，非常害怕，赶紧来医院找医生看，询问医生她眼白发红是怎么回事。

眼内打针属于微创小手术，操作时间短，总体而言非常安全。但任何医疗操作均存在可能的风险。有些患者在眼内打针后发现眼白发红，是什么原因造成的，该怎么办呢？

多种原因会造成眼白发红。最常见的原因是结膜出血。眼表面的结膜布满毛细血管，眼内打针的时候，会选择避开结膜粗大血管，但是难以避免会损伤到毛细血管。大部分时候，结膜毛细血管出血，只是小面积的出血，出血会自行吸收。患者胡某在打针后出现眼白发红的原因就是结膜片状出血（见图3-9-1）。医生告知她，无须特殊处理。患者结膜出血在1周后完全吸收。少数情况，结膜出血呈现大面积浓厚出血，则需要采取弹力绷带加压包扎，压迫止血。

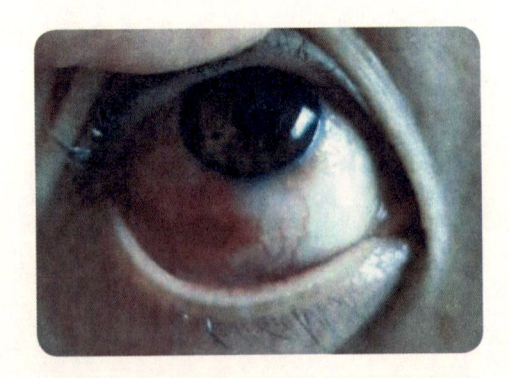

图 3-9-1 患者在眼内打针后出现结膜片状出血

如果患者当天打完针后眼睛轻度发红，还有"异物感"，多数是由于眼内打针操作前消毒液对角膜有点刺激作用。消毒液对角膜上皮造成的轻度损伤，只要患者注意用眼休息，一般几天后会明显好转。也可以使用促角膜上皮生长因子，滋养保护角膜，促进角膜上皮修复。

眼内打针的注射针头先后刺透结膜、巩膜，再进入眼内部位。眼内打针会在巩膜壁上留下针眼，少数患者会在巩膜针眼处发生无菌性炎症反应，表现为局部粉红色充血。这种情况可以使用低浓度激素眼药水，起到消炎作用，几天后眼红症状可以缓解。

眼内打针后出现眼白全周发红，同时伴有眼痛和视力下降，有可能是发生眼内感染，即眼内炎。眼内炎是发生概率很低，但非常严重的疾病，可能严重危害视力、破坏眼球。患者在术前及术后应按医嘱使用抗生素滴眼液，降低术后感染风险。一旦患者注意到自己的眼睛发红，视力下降，还有疼痛感，应尽快来医院急诊就诊。

高度近视眼底病：你问我答

> **问题 10** 视网膜脱离复位手术方式，"外路"和"内路"有何区别？

宋先生今年44岁，从事计算机程序设计工作，有双眼近视，其右眼近视度数较高。宋先生在最近一个月出现右眼视物模糊伴有眼前遮挡感，来医院检查发现存在右眼视网膜脱离，得知需要住院手术治疗。宋先生在网络上查阅资料，了解到视网膜脱离手术有"外路"和"内路"的不同手术方式。在接受手术治疗前，宋先生询问医生："外路"和"内路"手术有什么区别？

高度近视眼容易存在视网膜周边薄弱区，这些视网膜薄弱区被玻璃体牵拉出现裂孔，眼内的液体通过裂孔进入视网膜下腔，会导致视网膜脱离。视网膜相当于眼球这部照相机的底片，一旦视网膜脱离，会严重危害视力。视网膜脱离是高度近视比较严重的并发症。发现视网膜脱离需要尽快手术，修补裂孔并复位视网膜。视网膜脱离的手术方式有两大类，我们常常简单地称为外路手术和内路手术。

所谓外路手术，就是不需要进入眼球内部，外路手术的所有手术操作都是在眼球表面进行的。其中非常主要的步骤是要在巩膜表面寻找与视网膜裂孔对应的位置，在局部缝合一个加压块使球壁内陷来顶压和封闭裂孔。这种手术的优点是损伤小，花费少，术后不需要患者体位配合。但是外路手术对裂孔情况有要求：裂孔不能太大，裂孔位置不能太靠后极部。外路手术主要是治疗简单的孔源性视网膜脱离，如果视网膜脱离伴有严重的增殖膜牵拉，则无法采用外路手术方式复位视网膜。

PART 3　高度近视眼底病治疗相关问题

　　内路手术又称为玻璃体切除手术。内路手术需要进入到眼球内部，切除病变的玻璃体，并使用重水排出视网膜下液，使视网膜重新贴附回正常位置，利用眼内激光封闭视网膜裂孔，并通过玻璃体腔填充气体或硅油的方式进一步支撑视网膜。手术后患者需要在一定时间内保持特殊的体位，以保证视网膜裂孔的有效封闭，促进视网膜牢固地贴附。内路手术可同时进行视网膜表面增殖膜的清除，治疗复杂性视网膜脱离。尽管内路手术听起来有点复杂、有点可怕，但是随着手术设备及器械的不断改进发展，内路手术变得越来越微创，手术时间也变得越来越短。

　　实际上，外路手术与内路手术没有绝对的好坏之分，各有利弊，通常手术医生会综合考虑每个患者视网膜裂孔的位置、大小、个数，脱离视网膜的僵硬程度以及患者的年龄因素，来选择合适的手术方式。

　　宋先生的视网膜脱离从颞下方开始，已累及黄斑区，但没有明显的增殖膜。经过仔细检查，造成视网膜脱离的裂孔是位于颞下方变性区内的2个圆孔（见图3-10-1）。宋先生接受外路手术即巩膜外加压手术，有效封闭视网膜裂孔。在术后第4天，视网膜下液吸收，视网膜完全复位。宋先生对于治疗效果非常满意。

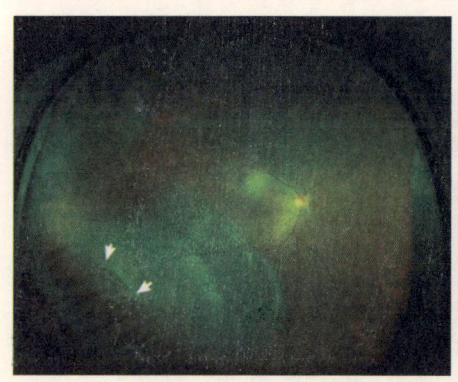

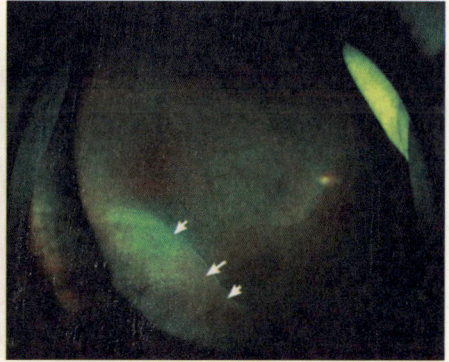

图3-10-1　左图：患者眼底颞下方视网膜脱离，可见颞下方周边变性区内的2个圆孔（箭头）；右图：患者接受外路视网膜脱离复位手术，术后第4天的眼底照相显示颞下方可见隆起的巩膜加压嵴（箭头），视网膜已完全复位

问题 11　视网膜脱离复位手术成功率高吗？会有哪些风险？

高度近视出现的视网膜脱离，通常是指孔源性视网膜脱离，是一种致盲性眼病。孔源性视网膜脱离无法采取药物治疗，必须采用外科手术治疗。一旦发现视网膜脱离，应尽快接受手术治疗。患者总是很关注视网膜脱离复位手术的成功率高不高，会担心这种手术会有哪些风险。

视网膜脱离复位手术的成功率主要和脱离的范围、视网膜裂孔的大小、脱离的时间长短等因素有关，一般情况下脱离的范围越小、发现得越早，成功率越大。总体而言，根据临床病例总结，对于早期的视网膜脱离，一次性手术成功率可达到90%以上。但是，对于脱离时间较久的视网膜脱离，脱离时间持续数月甚至更久，会形成严重的视网膜表面增殖膜，视网膜变得很僵硬，甚至形成漏斗状形态。这种复杂的视网膜脱离，其手术难度大，且容易在术后复发视网膜脱离。

视网膜脱离复位手术属于眼科领域最复杂的手术。视网膜外路手术可能出现眼球环扎痛、眼球近视度数加深等情况。视网膜内路手术采用玻璃体切除设备，在眼内进行较长时间（2小时左右）的操作，会带来一些可能的风险。手术操作引起的炎症反应，术后需要使用眼局部激素滴眼液，消除炎症和角膜反应性水肿。手术后可能出现高眼压的情况，术后需要监测眼压，一旦发现高眼压，需要眼局部使用降眼压滴眼液。由于玻璃体切除以后眼内代谢的变化，年轻人透明的晶状体在术后数月至数年的时间里，容易出现白内障。如果并发性白内障显著影响到视力，则需要行白内障手术治疗。

问题 12　视网膜脱离复位手术后，眼睛还能看得清楚吗？

视网膜如同眼球内壁上的一层墙纸。通俗地讲，视网膜脱离就是眼球内壁上的一层墙纸剥落。从医学解剖定义上讲，视网膜脱离是指视网膜神经上皮层与色素上皮层的分离。正常情况下，视网膜神经上皮紧紧地贴附在色素上皮层。色素上皮及其附近的脉络膜毛细血管层可以为视网膜神经上皮层的感光细胞提供营养支持。视网膜完全脱落，眼球会处于一种失明的状态。并且，长期的视网膜脱离，眼球会慢慢塌陷，引起眼球萎缩。所以，视网膜脱离不仅会致盲，而且还会导致面部外观的改变。

随着技术的进步，视网膜脱离复位手术已经达到比较高的解剖复位率。但是患者在手术后是否能看得清楚，也就是患者的视力情况，首先是与视网膜脱离范围有关。黄斑是视网膜的关键部位，是眼睛看东西最敏锐的部位。视网膜脱离范围是否累及黄斑，会显著影响患者的术后视力。如果患者视网膜脱离范围没有累及黄斑，及时手术复位视网膜，患者可以在术后具有较好的视力。

另一方面，患者术后视力恢复跟视网膜脱离的时间有关。视网膜发生脱离后，视网膜感光细胞是浸泡在像水一样的玻璃体液中，感光细胞缺乏营养支持，会出现细胞变质。视网膜脱离时间越久，感光细胞的变质程度就越高，手术后的视力越差。

经常有病人问医生：得了白内障可以换个人工晶状体，那么视网膜坏了，可不可以换视网膜？视网膜是神经组织，一旦损伤就不可再生，而且视网膜脱离时间越久，损伤越大，恢复也就越差。

问题 13 视网膜脱离复位手术后，为什么要趴着睡？

赵先生有双眼高度近视，因右眼黄斑裂孔引起视网膜脱离，住院做了内路视网膜脱离复位手术，术中联合硅油填充。医生告知患者，术后需要面部朝下，睡觉的时候需要趴着睡。赵先生在病房里趴着睡了一晚上，很不舒服。只有视网膜脱离术后患者能够深切体会长期趴着睡觉的个中苦楚，胸部受压，喘气困难。必须得买个U形枕，把头面部朝下埋进U形枕。第二天病房查房的时候，赵先生就问床位医生："视网膜脱离复位手术后，为什么要趴着睡？"

在做内路视网膜脱离复位手术的时候，需要把眼球里面的玻璃体切除干净，然后在视网膜裂孔周围打上激光。激光光凝会造成一个视网膜裂孔的粘连，但这个粘连反应不是立刻就很牢固。在很多情况下，为了使视网膜牢固贴附，术中会在眼内填充气体或者硅油。眼内填充物（气体或者硅油），其密度比眼内液体低。因此，患者体位的原则是要使裂孔处于高位，这才能让气体或硅油产生向上顶压裂孔的作用。

如果视网膜裂孔位于后极部，那么需要患者面朝下，采用俯卧位的姿势，才能保持裂孔处于最高位，使气体或硅油充分顶压裂孔（见图3-13-1），促进视网膜复位。赵先生是由于黄斑裂孔引起的视网

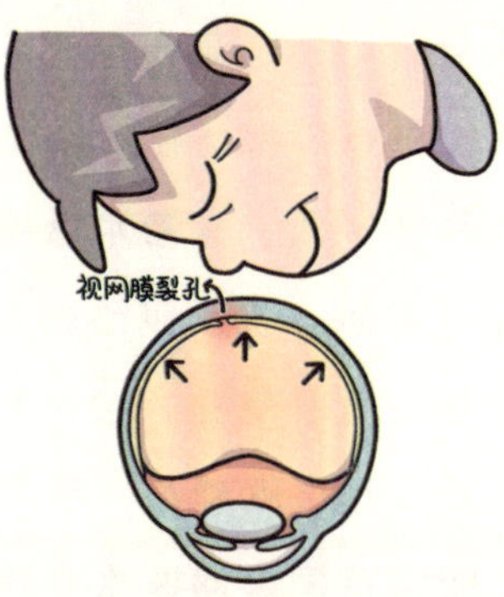

图3-13-1 俯卧位保持裂孔处于最高位，使气体或硅油充分顶压裂孔

膜脱离，需要严格地采取面朝下的俯卧位姿势（见图3-13-2）。如果有的视网膜脱离患者，裂孔位于视网膜上方，那么就不需要绝对的面朝下体位，可以把头抬高一些。

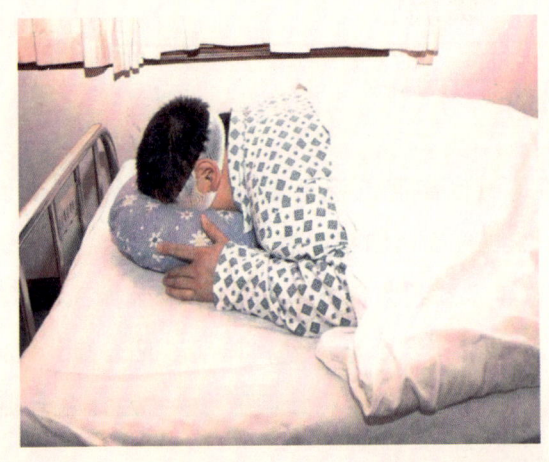

图3-13-2　患者在视网膜复位术后，采取俯卧位的体位姿势

由于眼内气体经过一段时间会自行吸收，所以在气体完全吸收后，不用再趴着睡。如果眼内填充硅油，则需要更长时间保持面朝下的特殊姿势。在术后复查过程中，如果医生可以确认视网膜裂孔已完全封闭，视网膜复位已经很牢固，那么医生会指导患者：如果睡觉的时候，一直趴着难受，可以改为侧卧位。但是禁止仰卧位，避免硅油进入前房引起并发症。

问题 14　眼睛里打气后，为什么看不见了？有什么注意事项？

陈阿姨是一位高度近视患者，最近因为发现孔源性视网膜脱离，住院接受内路视网膜脱离复位手术，术中联合长效气体填充。陈阿姨在手术前视力还有0.2，在手术后揭开纱布的那一刻，陈阿姨发现自己的眼睛什么也看不见，伸手不见五指，只能勉强看到眼前有人影晃动。陈阿姨非常紧张地问医生："为什么我现在看不见了，是不是开刀开坏了？"

视网膜脱离复位手术常常会在眼睛里打气。气体跟眼内液体相比，气体具有很好的表面张力，可以顶压视网膜裂孔，促进视网膜牢固复位。往眼睛里打的气体，包括普通的消毒空气和长效惰性气体。空气在眼睛里，几天时间就会被吸收。而长效惰性气体可以在眼内填充更长时间。全氟丙烷气体是最常用的长效惰性气体，可以在眼内停留一个月到一个半月，可以更好地促进视网膜牢固复位。

陈阿姨在眼内填充气体后看不见的原因是气体与眼内液体的折光能力（即屈光指数）差别巨大。眼睛里打气后看不见属于正常现象，并不是手术引起的并发症。所以，患者在眼内填充气体后早期看不见，不必惊慌失措。气体会逐渐吸收，在气体吸收过程中患者会逐渐恢复视力。但是眼内有小气泡的存在，患者会感受到眼前有黑影晃动，等到气体完全吸收，眼前黑影就会消失。

眼睛里打气后，有以下注意事项：

第一，要注意体位的配合。眼睛里打气的目的是对视网膜产生一定的顶压作用。大部分患者被要求俯卧位，还有一部分患者须根据视网膜裂孔的位置采取对应的体位配合，保持裂孔处于高位。但是患者通常要避免仰卧位，因为仰卧位会使气体接触晶状体，引起白内障症状。

第二，眼睛里打气的患者在气体吸收前要避免乘坐飞机，避免乘坐高铁穿过山洞，避免去高海拔地区（图3-14-1）。因为以上情况存在气压的显著变化，眼睛里的气体会发生膨胀，引起眼压急剧升高，对眼睛产生很大的损害。

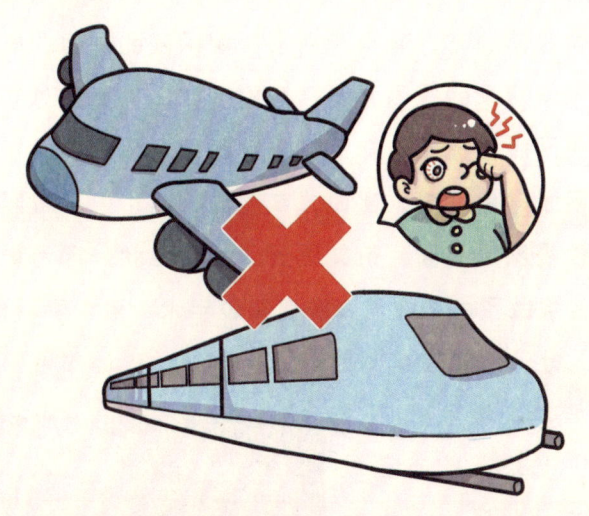

图3-14-1　眼内打气患者（特别是长效气体）在气体吸收前，避免乘坐飞机，避免乘坐高铁穿过山洞

问题 15 眼内打硅油后，什么时候可以把硅油取出？

在很多情况下，视网膜脱离复位手术为了使视网膜牢固贴附，术中会在眼内填充气体或者硅油。眼内硅油填充的优势是硅油可以在眼内长期填充，起到长期顶压视网膜的作用。眼内注入硅油主要是针对一些复杂的视网膜脱离病例。比如，有些患者视网膜脱离时间很久，视网膜很僵硬，即使在视网膜复位后仍然需要长期眼内填充来促进视网膜牢固贴附。比如，高度近视眼由于后巩膜葡萄肿，出现黄斑裂孔性视网膜脱离。前文提到的赵先生就是因为黄斑裂孔性视网膜脱离，住院做了内路视网膜脱离复位手术，术中联合硅油填充。

眼内注入硅油也存在麻烦的地方。首先，硅油作为一种不可吸收的材料，需要二次手术来取出眼内硅油。其次，硅油填充也可能带来一些风险。比如硅油乳化颗粒进入前房，堵塞房角，引起眼压升高（见图3-15-1）。硅油异位进入前房，继发眼压升高。长期硅油填充，由于眼内代谢改变，可能引起晶体混浊甚至角膜变性。

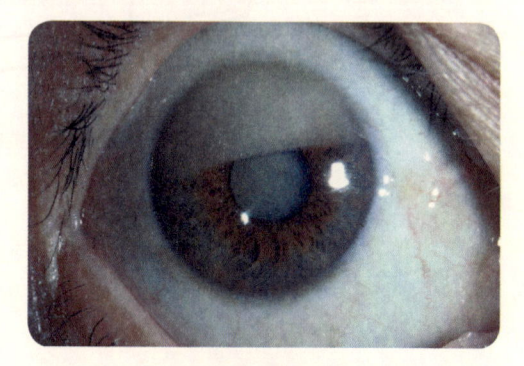

图3-15-1 眼前段照相显示硅油乳化颗粒进入前房，因为硅油比重低于水，乳化的硅油颗粒集中于前房的上方部位

一般而言，硅油取出的时间通常是在术后3个月到半年。赵先生在术后3个月复查时，通过检查发现黄斑裂孔周围视网膜还未完全长

牢固。在术后半年复查时,医生判断黄斑裂孔周围视网膜已牢固贴附,便选择手术取出硅油。

  根据具体不同情况,取油的时间可以适当灵活变动。比如硅油乳化明显,则需要及时取油;硅油引起继发性青光眼或者引起角膜损害,则需要提前取出硅油。个别特殊患者是硅油依赖眼,需要硅油填充在眼睛内才能保证视网膜贴附在位。如果将硅油取出,视网膜又会掉下来,这种情况就尽量不取硅油。硅油依赖眼即使出现了明显的硅油乳化,也只能通过手术置换为新的硅油填充。

问题 16 视网膜脱离复位手术后有哪些日常注意事项？

手术后建议进食清淡易消化食物，尽量避免食用辛辣刺激性食物，以免术后大便干结引起便秘。避免抽烟、酗酒。积极治疗原发疾病如高血压、糖尿病等，忌口的食物同术前。

视网膜脱离复位手术后不影响日常生活，视力允许的情况下，患者可以做简单的家务，可适当活动，如散步等。但避免重体力劳动、剧烈运动、搬运重物，以免影响眼底恢复。注意保护好术眼，以免外力撞击造成眼部受伤。

视网膜脱离复位手术后哪些交通工具不能乘坐？一般交通工具均可乘坐，如公交车、地铁、轮船、火车等。但是眼睛里打气后的患者在气体吸收前要避免乘坐飞机，避免乘坐高铁穿过山洞，避免去高海拔地区。因为以上情况存在气压的显著变化，眼睛里的气体会发生膨胀，引起眼压急剧升高，对眼睛产生很大的损害。

手术后可以正常洗脸、洗头发、洗澡。手术后应当保持眼部清洁，洗头发、洗澡时避免脏水进入眼睛，以免增加感染风险。洗头发时可采取仰天洗头法，特殊体位患者注意不可长时间仰卧，以免影响手术效果。

手术后通常会伴随一些眼部不适症状，如疼痛、流泪等，注意事项如下：

（1）疼痛：由于手术有微创切口，患者通常术后有轻微的刺痛感或异物在眼内摩擦的不适症状，切不可揉搓眼睛，以免造成损伤。

（2）流泪：由于手术切口刺激，术后可能有流泪现象，用清洁毛巾或纸巾擦拭干净即可。当眼部泪液较多时可通过术侧鼻泪管自鼻腔流出，此时表现为术侧鼻腔"流鼻涕"现象。

（3）眼红：由于手术刺激会出现结膜充血，即眼睛发红现象，这是手术后的正常现象，通常情况下遵医嘱按时用药复诊即可。如若眼部疼痛加剧、视力下降明显、眼部充血加重、眼睑肿胀加剧、畏光、流泪、分泌物明显增多，则需尽快急诊就诊。

（4）胃口不佳：由于全麻或术中牵拉眼肌引起胃肠道反射可能会有胃口不佳，甚至呕吐现象，患者可少量多餐进食，通常情况下1-2天就会恢复。如果持续出现呕吐同时伴有眼痛和头痛的症状，则要及时就诊，警惕术后眼压增高的情况。

参考文献

[1] 李恒,米雪.倍频532nm激光治疗视网膜裂孔78眼[J].国际眼科杂志,2013,13(9):1832-1834.

[2] 罗毅,李敏,赵昕,等.孔源性视网膜脱离对侧眼无症状视网膜裂孔的预防性治疗[J].国际眼科杂志,2008,8(1):164-166.

[3] 周正申,王玲,王康孙.近视眼与视网膜周边部退行性病变[J].中华眼底病杂志,2002,18(2):151-152.

[4] 刘晓玲,林冰.高度近视周边视网膜变性的预防性激光治疗[J].中华眼底病杂志,1999,15(3):135-136.

[5] Vrabec TR, Baumal CR. Demarcation laser photocoagulation of selected macula-sparing rhegmatogenous retinal detachments[J]. Ophthalmology, 2000, 107 (6): 1063-1067.

[6] Hwang JF, Chen SN. Demarcation laser photocoagulation of macular sparing retinal detachments in teenagers[J]. Retina, 2008, 28(10): 1487-1492.

[7] 郭锐,王育良.视网膜激光损伤及其防护[J].国际眼科杂志,2011,11(3):446-449.

[8] 王丽丽.视网膜激光光凝术对眼科不同眼底病的治疗效果及不良反应发生率的分析[J].中国医药指南,2019,17(12):101-102.

[9] 王玉,田洁,张华.视网膜裂孔导致玻璃体出血临床分析[J].中国实用眼科杂志,2002,20(7):550-551.

[10] 齐海燕,惠延年.表现为急性致密玻璃体积血的视网膜裂孔形成[J].国际眼科杂志,2011,11(4):683-685.

[11] 焦明菲,李筱荣.康柏西普玻璃体腔注射治疗高度近视脉络膜新生血管的临床疗效及安全性分析[J].中华实验眼科杂志,2016,34(8):725-728.

[12] 李海涛,文峰,吴德正,等.漆样裂纹性高度近视黄斑出血的眼底特征及视力预后[J].眼科研究,2003,21(6):622-624.

[13] 邵蕾,董力,张川,等.高度近视脉络膜新生血管光相干断层扫描血管成

像特征及黄斑区脉络膜毛细血管密度分析[J].中华眼底病杂志,2021,37（12）:920-925.

[14] 黎晓新.正确理解新生血管性疾病的发病机制,合理行使抗新生血管药物治疗[J].中华眼底病杂志,2008,24（3）:157-159.

[15] 刘奇奇,高洪莲,李欣蒙,等.抗血管内皮生长因子融合蛋白在眼科的应用[J].国际眼科纵览,2020,44（2）:126-132.

[16] 尹玉,刘瑜,谢春红,等.抗血管内皮生长因子药物玻璃体腔注射的围手术期护理[J].中华眼外伤职业眼病杂志,2013,35（6）:462-465.

[17] 干红亚.玻璃体腔注射康柏西普治疗老年性黄斑变性的围手术期护理[J].健康必读,2021（7）:175.

[18] 屠颖,魏文斌.玻璃体内注射抗血管内皮生长因子类药物的并发症[J].国际眼科纵览,2008,32（4）:255-260.

[19] 张卯年.关注抗血管内皮生长因子药物治疗眼部新生血管疾病的潜在风险[J].中华眼底病杂志,2010,26（1）:2-5.

[20] 王文吉.孔源性视网膜脱离的手术选择[J].中国眼耳鼻喉科杂志,2003,3（2）:73-75.

[21] 罗婧婷,魏文斌.孔源性视网膜脱离手术方式选择与预后评价的研究进展[J].中华眼底病杂志,2022,38（4）:325-329.

[22] 张晳.提高视网膜脱离手术的成功率[J].眼外伤职业眼病杂志,2003,25（10）:651-653.

[23] 蔡善君,张军军,严密,等.孔源性视网膜脱离手术后视网膜再脱离原因分析[J].华西医学,2003,18（2）:205-206.

[24] 梁宗宝,陈佳娜,李维娜,等.各种不同因素对视网膜脱离术后视力恢复的影响[J].国际眼科杂志,2013（11）:2209-2211.

[25] 陈新宇,刘晓宁,吴登雷,等.视网膜脱离巩膜扣带手术后的视力及相关因素[J].国际眼科杂志,2004,4（2）:343-344.

[26] 李桂荣.视网膜脱离硅油填充术后面部向下体位不同维持时间对预后的影响[J].中华现代护理杂志,2015,21（6）:714-716.

[27] 陈月仙.70例孔源性视网膜脱离病人体位护理的体会[J].江西医药，2012，47（1）：91-92.

[28] 李新章.玻璃体切除联合全氟丙烷气体填充术后高海拔致眼压升高一例[J].中华眼科杂志，2011，47（7）：653-654.

[29] 夏欣，刘堃，许迅.玻璃体切除全氟丙烷气体充填术后高眼压分析[J].眼外伤职业眼病杂志，2006，28（4）：265-267.

[30] 聂红平，唐侠，贺泽峰.硅油在复杂性视网膜脱离复位术中应用[J].中国实用眼科杂志，2003，21（8）：633-635.

[31] 方素珍，童素莲，吴伟娟.视网膜脱离硅油填充术后并发症的观察及护理[J].现代中西医结合杂志，2007，16（15）：2138-2139.

[32] 宋婷.分析体位护理在视网膜脱离围术期护理中的价值[J].当代临床医刊，2021，34（6）：29.

PART 4

高度近视眼底病日常生活相关问题

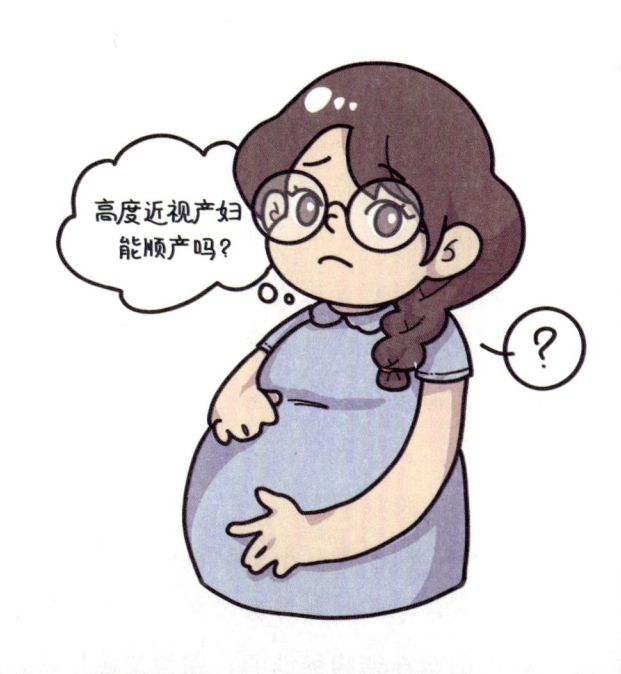

高度近视产妇能顺产吗？

高度近视眼底病：你问我答

问题 1 得了高度近视还能健身"撸铁"吗？

小王是一名28岁的年轻小伙儿，这天，小王神情焦虑地走进诊室，说他的眼睛在健完身以后莫名其妙地出现了黑烟，好像黑烟还在飘动、袅袅升起的样子，这可把他给吓坏了。原来，小王是一名健身爱好者，平时喜欢跳跳操、举举铁、跑跑步。但同时他也是一位高度近视患者，双眼从小就有一千多度的近视。了解完病情后，我们迅速给小王做了详细的散瞳眼底检查，发现小王的眼球内部（玻璃体腔）有一些积血，也就是这些积血让小王感觉到眼前有黑烟飘动的感觉。进一步仔细检查周边视网膜，发现小王的视网膜上有一个裂孔，正是视网膜撕裂的过程中伴随着血管的损伤从而造成了出血。幸亏小王及时就诊，否则就有可能会引起视网膜脱离，导致失明的严重后果！到那时候小王就不得不接受复杂的视网膜脱离复位手术了。那么，小王怎么会突然发生视网膜裂孔、眼底出血了呢？这和健身有没有关系呢？

这还要从小王的高度近视讲起。在前面的章节我们已经提到高度近视不仅仅是度数过高、镜片过厚那么简单，还可能会引起各种各样的眼球结构的改变，尤其是眼底视网膜会出现特殊的病理改变，医学上称之为高度近视眼底病变，例如弧形斑、漆裂纹、玻璃体液化等，更严重的话还可能会出现视网膜变性区、黄斑萎缩等病变。而且，这些改变一旦发生那就是终身的，哪怕做了近视眼手术去掉了眼镜，这些改变也不可逆转。那么，是不是只要有视网膜变性区等高度近视眼底病变，就一定会出现视网膜裂孔或者视网膜脱离呢？答案是不一定的，有些患者的高度近视眼底病变是相对比较稳定的，可能终身都不会出现严重的问题，但像小王这样的情况就不一样了，因为他不仅仅是高度近视患者，他还喜欢跑、跳这类的健身运动，这些动作在原有高度近视疾病的基础上容易诱发视网膜裂孔的产生。所以，医生最常对高度近视患者说的话就是：避免做剧烈运动！那么，为什么高度近视患者不适合做剧烈运动？怎样的运动称得上剧烈运动呢？

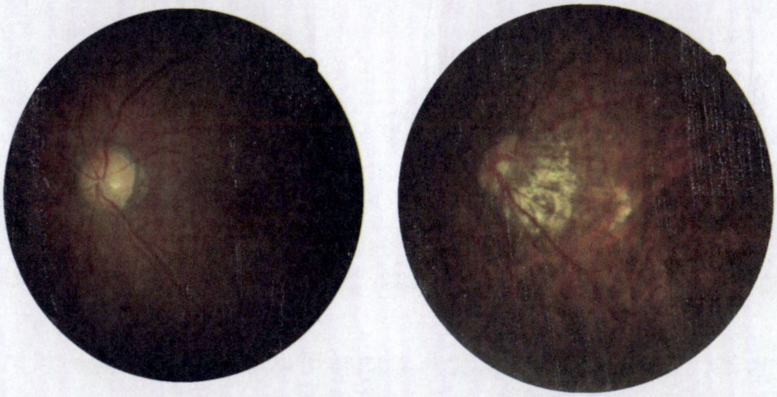

图 4-1-1　左：正常眼底图像；右：高度近视眼底图像

我们人的眼球好比一个水杯，杯子的外壁就相当于眼球壁，那杯子的内壁就相当于视网膜，杯子内充满着的水就相当于我们人眼球内部的玻璃体。我们想象一下，当我们拿着水杯晃动，那水杯里的水也会不停地晃动，不停地撞击着水杯的内壁。同样，对于人眼来说，当我们在走路、运动的时候，眼睛会跟着我们的头部一起起伏晃动。这时候，眼球里面的玻璃体也会跟着一起晃动，不停地撞击着视网膜，对视网膜造成扰动。那如果我们在做一些比较剧烈的运动，像跑跑跳跳、翻跟头等，玻璃体会发生比较强烈的扰动，就好比杯子里的水在翻江倒海一样。对于健康的眼睛来说，这种程度的扰动也许一辈子也不会有什么问题，但对于小王这样的高度近视眼底病变的患者来说就不一样了，他们的视网膜本身存在薄弱的区域，在长年累月的玻璃体

高度近视眼底病：你问我答

的剧烈扰动下，视网膜可能经受不住这样的扰动，最终出现撕裂，导致视网膜的裂孔和玻璃体的积血。听上去很可怕，难道高度近视患者就只能"躺平"了吗？有没有什么适合的运动呢？

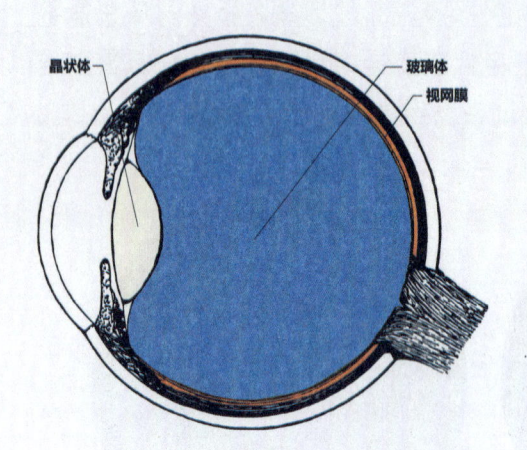

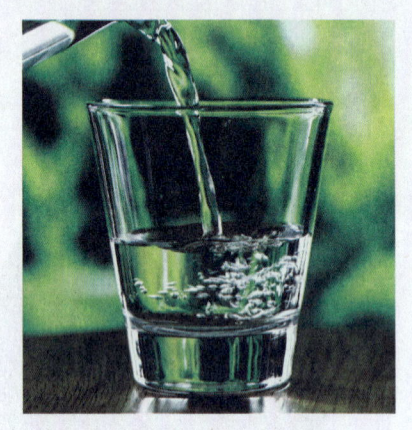

图4-1-2 左：玻璃体与视网膜结构示意图；右：把人眼球结构比作一个装了水的水杯

当然，高度近视眼底病变患者同样可以享受运动健身的权利，只要学会选择。当你们想要去尝试一种健身运动的时候，你们需要想象一下"水杯原理"，想象一下做这个运动的时候会不会让"水杯"里的水出现翻江倒海的情况，如果不会，那一般情况下就是安全的，可以放心地去做。例如，高度近视眼底病变患者尽量避免做跑、跳、翻跟头类的动作，如跳操、跳绳、开合跳、跳水、蹦床等。而像走路、慢跑、游泳、爬山、骑车等，对高度近视眼底病变的朋友们来说都是比较友好和安全的。那么，有的朋友喜欢踢球、打球，这种运动可以吗？只要不是过于激烈，尽量不要做突然加速、减速动作，尽量不要做激烈的身体对抗，这种情况还是比较安全的。那么"撸铁"呢？"撸铁"算不算剧烈的运动呢？其实，在健身房做力量训练，看上去很剧烈，个个都表情狰狞，但实际上，举铁动作还是比较安静平稳的，不太会造成玻璃体的扰动，各位"肌友"可以放心地去做，但还是要注意适度和安全哦。值得注意的是，现在很多女性朋友热爱瑜伽，瑜伽看上去是一种非常安静、安全的运动，但其中不乏一些情况会需要做"倒立"的动作，这时候就好比"水杯"在翻跟头，这类动作对高度近视眼底病变的患者来说就非常不友好了，文献还报道过一例患者在做瑜伽倒立的时候发生眼底出血的案例。

总的来说，高度近视患者可以享受健身运动所带来的健康和快乐，但一定要注意运动的方式，想象一下"水杯原理"，只要不造成"水杯"剧烈晃动的运动都是比较安全的，反之则应尽量避免。同时也别忘了定期到医院进行正规的眼底检查，让专业的医生为眼睛保驾护航。

问题 2　吃什么好？

新年伊始，谢爸就带着小谢来医院验光，看看度数涨了没有。验完他就不淡定了，今年刚刚18岁的小谢双眼近视度数都已经达到了800度，已经是我们所说的高度近视了。谢爸忧心忡忡地问我们，这才18岁，就已经800度了，万一以后还涨，那可怎么得了，最近从网络上了解到一个词"食疗"，原理是利用食物的特性来调节机体功能，那么高度近视是不是也可以"食疗"？

"食疗"在西医中基本上都缺乏可信度高、大规模的临床试验来验证，我们仅能推荐一些可能对眼睛有益的物质。

1. 叶黄素

叶黄素是一种类胡萝卜素，是组成眼睛视网膜黄斑重要的色素和抗氧化剂。人体自身不能自行合成叶黄素，食物是人体获取叶黄素的主要来源。适量地补充叶黄素可以延缓近视的进展，有利于抗氧化、减少自由基对视细胞的损伤。叶黄素存在于许多蔬菜水果中，尤其是绿叶的蔬菜中，如豌豆、菠菜、花椰菜等。

2. ω-3多不饱和脂肪酸

ω-3多不饱和脂肪酸是一种常见的不饱和脂肪酸，该营养素人体自身无法生成，主要存在于深海鱼油类补充剂中。目前有研究报道通过给近视的小鼠一定剂量的ω-3多不饱和脂肪酸能够减缓近视的发展以及眼轴的延长。但是尚未在人身上进行验证。

3. 维生素A、D

目前没有明确的证据支持补充维生素A和D能够延缓近视。维生素A和D都属于脂溶性维生素。视网膜在工作的时候需要一种蛋白质——视紫红质，而维生素A正是它的组成成分之一。当维生素A严重缺乏的时候会出现夜盲。含维生素A多的食物有禽、畜的肝脏，蛋黄，奶粉等。

研究者们比较了近视和正视人群血液中活性维生素D的水平，发现正视人群血液中活性维生素D的水平更高。人体内的维生素D可以通过自身合成和从食物中获得。而自身合成的过程与接受太阳光照密切相关，有人猜测可能血液中维生素D水平高的人户外活动时间更多，从而延缓近视的发展。维生素D的食物来源主要是含脂肪高的海鱼、动物肝、蛋黄、奶油等。

总的来说，生活中也不需要刻意补充以上元素，各类营养均衡最佳。而且"食疗"仅仅只能作为一种辅助，真正想要控制近视的发展还是要靠户外活动以及科学的防控措施。

高度近视眼底病：你问我答

问题 3 高度近视孕妇可以顺产吗？

近期眼科门诊，来了一位怀孕9个月的高度近视孕妇，这位孕妇想要顺产，但是又担心顺产的过程可能引发视网膜脱离。的确，有许多高度近视的准妈妈们有着同样的担忧。那么，对于高度近视孕妇，究竟该选择顺产还是剖宫产？

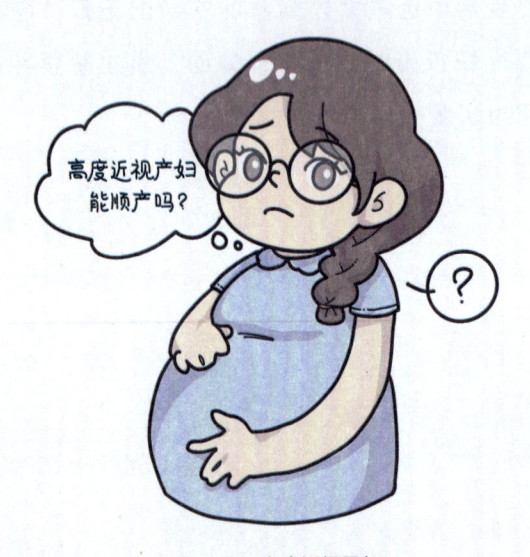

图 4-3 高度近视孕妇

我国高度近视人群庞大。众所周知，高度近视患者是发生视网膜脱离的高危人群。原因在于高度近视患者眼轴变长、眼底某些区域变得异常薄弱，医学称之为变性区。高度近视眼的变性区域视网膜薄如蝉翼，脆弱得一撕就破。当眼球受到撞击震荡，容易引发视网膜脱离，导致视力严重下降。有人因为坐过山车，有人因为跳绳，有人甚至因为打了个喷嚏，就出现了视网膜脱离。因此，高度近视的准妈妈们非常恐惧，担心顺产过程中的屏气用力会诱发视网膜脱离。

为了回答这个问题，我们首先需要了解的是为何眼球受到撞击，或者坐过山车会引发视网膜脱离。眼球就像一个照相机，视网膜就是底片，而在眼球这个空腔里的填充物就叫做玻璃体。正常情况下，玻璃体起到填充眼球、缓冲外力的作用。而在高度近视患者中，视网膜变性区与玻璃体异常粘连，当眼球受到撞击或者坐过山车的颠簸，引起眼球内玻璃体晃动，牵拉视网膜变性区，就会撕裂视网膜，进而引发视网膜脱离。

然后，我们来分析顺产分娩过程。当产妇屏气用力，腹压升高，头面部血液引流阻力增加，会引起眼眶压力增加，但是眼内玻璃体晃动幅度较小。理论上分析：顺产用力屏气引起视网膜脱离的风险很小。

再来看临床实际情况。根据本文作者多年的临床经验，与顺产直接相关的视网膜脱离病例，仅仅只是极个别。为进一步降低顺产相关的视网膜脱离风险，高度近视孕妇的产前眼底检查就显得尤其重要。眼科医生会仔细检查高度近视孕妇的眼底视网膜情况，特别关注周边视网膜是否存在变性区或者裂孔。如果高度近视孕妇的眼底不存在视网膜变性区或者裂孔，可以放心选择顺产方式。如果发现存在显著的变性区或者裂孔，在及时的眼底激光封闭变性区/裂孔后，依然可以根据孕妇意愿，酌情选择顺产。

综上所述，高度近视并不是剖宫产的绝对指征，大多数高度近视孕妇可选择顺产方式。高度近视孕妇在临产前，需检查眼底排查视网膜变性区及裂孔，必要时在分娩前谨慎采用眼底激光封闭视网膜变性区/裂孔，预防视网膜脱离的发生。

高度近视眼底病：你问我答

问题 4　可以献血吗？

小王戴着一副厚厚的"瓶底"眼镜走进了诊室，然而他今天并不是来看病的，而是来"诉苦"的。原来前几天热心的小王和同学一起去了献血站想要献血，结果血站的工作人员问了他的近视度数以后拒绝了他的好心，小王心里挺受伤，同时也非常疑惑：我近视了，连我的血都不能用了吗？

我们先给小王进行了验光，发现他双眼都有800度的近视，戴上眼镜以后为1.0的视力。眼底照相（图4-4-1）显示他的双眼眼底已经出现了豹纹状的改变，但是没有发现其他的异常。OCT的结果（图4-4-2）显示他的双眼黄斑结构也是正常的。

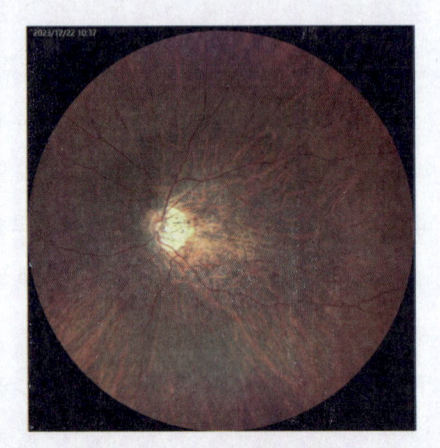

图 4-4-1　小王的眼底照

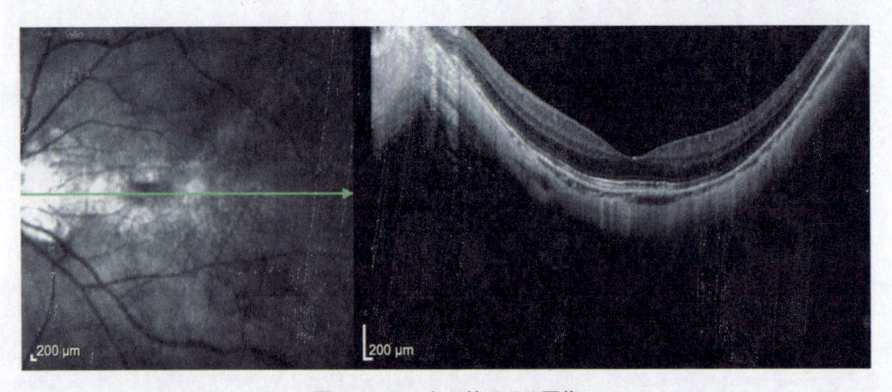

图 4-4-2　小王的OCT图像

献血者健康检查要求（GB 18467-2011）中并未将高度近视列入"有下列情况之一者不能献血"。但是高度近视者眼轴明显变长，视网膜和脉络膜不能相应地变长，从而导致视网膜、脉络膜被拉薄，由此视网膜和脉络膜上的血管也变得更加纤细，这样的血管对血压的变化非常敏感。同时眼内填充的玻璃体可由果冻状变成液态。献血时血压会有轻微的波动，这对于正常人的眼球供血来说影响不大，但对于眼底血管已经被拉得纤细的高度近视者，轻微的血压波动也可能会造成眼底血管痉挛，增加视神经、视网膜缺血的风险；如果伴有牵引也可能导致已经病变的视网膜出现裂孔，此时液化的玻璃体就会趁机进入视网膜下，造成视网膜脱离，严重影响视力。虽然不是每个高度近视者都会遇到这样的危险，而且发生的概率也不大，但是在献血的时候，献血站没有条件对眼睛进行详细的检查，所以出于对献血者安全的考虑，不建议高度近视患者献血。如果曾经在眼科门诊做过全面的检查，明确已经出现了高度近视眼底病变的患者，则更加不建议献血。

鉴于小王的一系列眼科检查显示他的视网膜仍然是健康的，我们告诉他如果他还想要献血，可以带上我们的就诊病历和检查单再去血站。

问题 5 需要经常上医院检查吗？

35 岁的林先生一直以来都戴着800度的眼镜，仔细翻看他的就诊记录，发现这已经是半年里的第6次就诊记录了，难道他的眼睛得了什么"慢性病"，还是一直没治好？他告诉我们他的眼睛并没有任何的不适，只是之前体检的医生告诉他，他是高度近视，嘱咐他要定期随访。

翻看了他既往的检查结果，我们发现林先生戴镜后双眼的最佳矫正视力都能达到1.0。A超结果显示他的眼轴长度为26mm。眼底照相（图4-5-1）显示他的双眼确实有高度近视的改变，除了豹纹状眼底改变以外还有弥漫性脉络膜视网膜萎缩。B超（图4-5-2）结果上尚未发现有后巩膜葡萄肿。双眼OCT（图4-5-3）则显示他的黄斑形态正常。

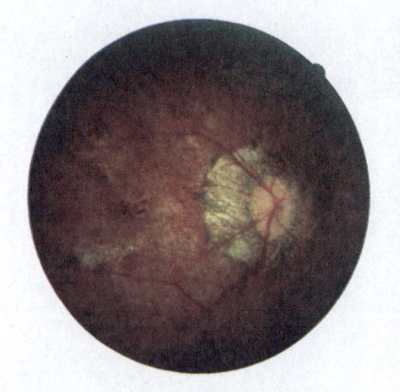

图 4-5-1　眼底照

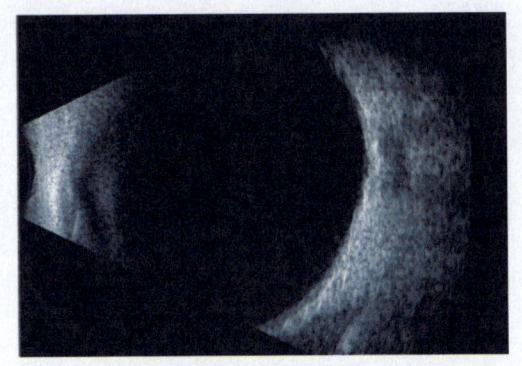

图 4-5-2　B超图像

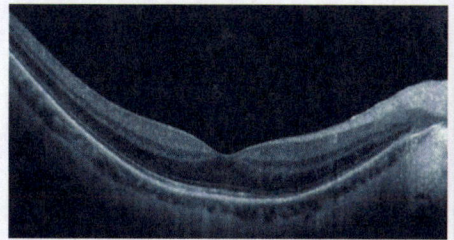

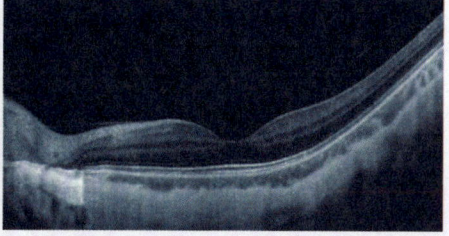

图 4-5-3 双眼OCT图像

我们告诉林先生虽然他的双眼确实已经发生了高度近视眼底改变，但是目前仍然属于早期。既往的研究发现，高龄、更高的屈光度、更长的眼轴、伴有后巩膜葡萄肿和女性高度近视患者眼底病变进展得更快。而以上这些危险因素林先生都不具备，因此我们建议他不需要这么频繁地来医院，如果眼睛没有任何的症状，可以半年至一年来医院复查一次，争取早发现早治疗，避免严重的并发症。但是如果出现眼前黑影遮挡、视力下降、视物变形等症状，一定要尽快来医院就诊。如果是处于高度近视眼底病变晚期的患者，或者具备以上多项危险因素，那么我们建议随访得频繁一些，3个月至半年来一次医院。

除此之外我们还叮嘱林先生平时生活中不要做一些剧烈的运动，比如跳水、蹦极。因为高度近视的眼睛视网膜相对于正常人更脆弱，而且眼内原本果冻状的玻璃体更容易液化，剧烈运动时"晃动"的玻璃体对视网膜的伤害更大，更容易出现视网膜出血或脱离等并发症。

参考文献

[1] 刘萍.近视眼周边视网膜变性的特点及预防性光凝[J].中华眼外伤职业眼病杂志,2012,34(12):920-922.

[2] Ikuno Y. Overview of the Complications of High Myopia[J]. Retina, 2017, 37 (12): 2347-2351.

[3] Chong SY, Fhun LC, Tai E, et al. Posterior Vitreous Detachment Precipitated by Yoga[J]. Cureus, 2018, 10 (1): e2109.

[4] Long Hin Li, Jetty Chung-Yung Lee, Ho Hang Leung, et al. Lutein supplementation for eye diseases[J]. Nutrients, 2020, 12 (6): 1721.

[5] Miaozhen Pan, Fei Zhao, Bintao Xie, et al. Dietary ω-3 polyunsaturated fatty acids are protective for myopia[J]. Proc Natl Acad Sci U S A, 2021, 118 (43): e2104689118.

[6] Seyhan Yazar, Alex W Hewitt, Lucinda J Black, et al. Myopia is associated with lower vitamin D status in young adults[J]. Invest Ophthalmol Vis Sci, 2014, 55 (7): 4552-4559.

[7] 田吉顺.高度近视孕妇需要剖宫产吗?[J].大众健康,2014(7):38-39.

[8] 林琼,郑楚銮.近10年剖宫产率及剖宫产指征变化的临床分析[J].实用妇产科杂志,2004,20(4):225-226.

[9] 葛坚,王宁利.眼科学[M].3版.北京:人民卫生出版社,2016:343-344.

[10] 国家技术质量监督检验检疫总局,国家标准化管理委员会.献血者健康检查要求:GB 18467-2011[S].北京:中国标准出版社,2011.

[11] Yuxin Fang, Tae Yokoi, Natsuko Nagaoka, et al. Progression of myopic maculopathy during 18-year follow-up[J]. Ophthalmology, 2018, 125(6): 863-877.

[12] Ou Xiao, Xinxing Guo, Decai Wang, et al. Distribution and severity of myopic maculopathy among highly myopic eyes Invest[J]. Ophthalmol Vis Sci, 2018, 59(12): 4880-4885.